Diabetes natürlich behandeln

Hinweise eines Betroffenen

Diese Ernährung und Diabetiker-Diäten helfen wirklich

Thomas Schönfeld

Inhaltsverzeichnis

Einführung

Meine Absicht beim Schreiben dieses Buches ist es, Wissen darüber zu vermitteln, wie Diabetes effektiv behandelt werden kann, ohne dass man dabei zu Medikamenten greifen muss. Typ-2-Diabetes kann allein durch die Ernährung in den Griff bekommen werden, und zwar durch eine kohlenhydratarme Ernährung, die praktisch keinen Zucker und keine raffinierten Kohlenhydrate enthält. Diese Lebensmittel sind die Hauptschuldigen daran, dass sich diese Krankheit so hartnäckig in unserer Gesellschaft hält. Wenn Sie diese Lebensmittel regelmäßig essen, rate ich Ihnen dringend, damit aufzuhören, weil Sie damit mehr Schaden anrichten, als Ihnen vielleicht bewusst ist.

Im ersten Kapitel gebe ich einen allgemeinen, aber dennoch umfassenden Überblick darüber, was Diabetes ist, wie er entsteht und welche Mechanismen ihm zugrunde liegen. Obwohl ich medizinische Begriffe und anderes Fachvokabular verwendet habe, gehe ich davon aus, dass Sie keine biologische Ausbildung haben. Ich werde versuchen, die Konzepte mit den einfachsten Begriffen zu erklären, die mir zur Verfügung stehen.

In Kapitel zwei werden Sie in die kohlenhydratarme Ernährung eingeführt. Sie werden ein paar ver-

schiedene Diäten kennenlernen, die kohlenhydrat-
arm, fettreich und moderat proteinreich sind. Diese
Diäten können nachweislich das Gewicht senken und
Diabetes kontrollieren. Mein Ziel ist es, Sie dazu zu
bringen, zumindest einige dieser Diäten auszuprobie-
ren. Wenn Sie mit Diäten vertraut sind, kennen Sie
wahrscheinlich das Problem, dass Sie zunächst etwas
Gewicht verlieren, es dann aber wieder zunehmen.
Ich verspreche Ihnen, dass die kohlenhydratarme
Diät keine Modediät ist. Sie ist effektiv und bewährt.

Im dritten Kapitel werde ich eine kurze Liste von diabetischen Lebensmitteln durchgehen, was Sie vermeiden sollten und was Sie in Ihre Ernährung einbauen
sollten. Ich gehe nicht tiefer auf ein bestimmtes Lebensmittel ein und gruppiere die Lebensmittel nach
ihren gemeinsamen Eigenschaften. Wenn Sie nach einer langweiligen Liste von Lebensmitteln und Zahlen
suchen, werden Sie sie hier nicht finden. Stattdessen
gebe ich Ihnen umsetzbare Richtlinien für die Auswahl
der Lebensmittel, die bei Ihrem Diabetes am besten
geeignet sind.

Kapitel vier vermittelt die andere Hälfte der Dinge,
die es beim Kampf gegen Diabetes zu beachten gilt.
Dazu gehören die Bedeutung von Bewegung und
eine kleine Geheimwaffe namens Fasten. Sie lernen
etwas über Portionskontrolle und die vier absoluten
„Don'ts" bei der Diabetesbehandlung.

Kapitel fünf bietet eine Zusammenfassung und er-
mutigt Sie dazu, Ihre Fortschritte nachzuverfolgen,

während Sie mit Ihrer Diät- und Trainingsroutine fortfahren.

Es wurden alle Anstrengungen unternommen, um sicherzustellen, dass das Buch mit so vielen nützlichen Informationen gefüllt ist wie möglich. Viel Vergnügen!

Thomas Schönfeld

Kapitel 1:
Eine kurze Einführung in Diabetes

D iabetes ist eine Krankheit, über die häufig gesprochen, die aber oft missverstanden wird. Man hört die Leute sagen, dass ihr Blutzuckerspiegel abfällt und sie eine Süßigkeit oder ein zuckerhaltiges Getränk brauchen, um ihn wieder zu erhöhen. Das liegt daran, dass Diabetes-Medikamente den Blutzuckerspiegel abfallen lassen können, der dann wieder aufgefüllt werden muss. Ein anderes Mal hört man, dass Diabetes durch zu hohen Blutzucker verursacht wird. Man sagt, dass der Verzehr von Süßigkeiten und zuckerhaltigem Gebäck Diabetes verursacht. Zwar verschlimmern diese Lebensmittel den Zustand, aber viele Mediziner werden Ihnen sagen, dass sie Diabetes nicht verursachen und auch nicht verursachen können. Andere Gesundheitsexperten werden Ihnen sagen, dass diese Lebensmittel direkt zu Fettleibigkeit und Diabetes führen und dass diese beiden Krankheiten auf die gleichen Ursachen zurückzuführen sind. Wenn man über diese Krankheit redet, besteht das Problem darin, dass sie so komplex ist, dass sich nur wenige Menschen die Zeit nehmen, sie wirklich zu verstehen. Aber selbst ein

Laie mit wenig Biologiekenntnissen und ohne medizinische Ausbildung kann Diabetes verstehen, wenn er dabei von vorn beginnt.

Dieses Kapitel gibt einen kurzen Überblick über die Krankheit, ihre Ursprünge und darüber, wie sie im Allgemeinen behandelt wird. Egal, ob Sie selbst betroffen sind oder jemanden kennen, der daran leidet, Sie können sicher sein, dass ein besseres Verständnis Ihnen dabei helfen wird, mit der Krankheit umzugehen. Die gute Nachricht ist, dass Diabetes mit der richtigen Behandlung und dem richtigen Lebensstil, den Sie im weiteren Verlauf des Buches kennenlernen werden, durchaus beherrschbar ist.

Die gängige Meinung besagt, dass Diabetes durch den Verzehr zuckerhaltiger Lebensmittel verursacht wird. Schließlich leiden Diabetiker unter hohem Blutzucker, also macht es Sinn. Wenn man dies weiterdenkt, ist es einfach zu sagen, dass es sich bei Diabetes um eine moderne Krankheit handelt. Gehen Sie in eine beliebige Tankstelle oder in den Laden an der Ecke und sehen Sie sich die Lebensmittel an, die dort verkauft werden. Süßigkeiten, zuckerhaltige Sport- und Energydrinks, Gebäck wie Zimtschnecken, etc. Gehen Sie in einen beliebigen Lebensmittelladen und was sehen Sie dort? Gänge voll raffinierter Kohlenhydrate wie Nudeln, Brot, Backwaren und eine Fülle von anderen „gesunden" Käsesorten, Fleisch und Snacks, die stark verarbeitet sind. Frühstücksflocken sind mit Zucker und Maissirup mit hohem Fruktosegehalt beladen.

Thomas Schönfeld

Unser modernes Leben ist mit so viel Zucker gesättigt, dass es kein Wunder ist, dass man Diabetiker überall findet.

Nur wenige wissen, dass Diabetes eine uralte Krankheit ist. Die früheste Darstellung von Diabetes stammt aus dem alten Ägypten und findet sich in einem Manuskript, wo sie durch ihr erkennbarstes Symptom beschrieben wird: übermäßiges Wasserlassen. Der griechische Arzt Apollonius von Memphis sollte der Krankheit später einen Namen geben. Diabetes bedeutet im Altgriechischen wörtlich „durchlaufen" oder „entleeren". Zweifellos ist dies eine Anspielung auf den ständigen Harndrang, unter dem die Patienten leiden, da die Nieren versuchen, den überschüssigen Blutzucker über den Urin auszuscheiden. Im Jahr 1675 fügte der Arzt Thomas Willis den Begriff „mellitus" hinzu, was auf Lateinisch „Honig" oder „mit Honig gesüßt" bedeutet. Damals wurde Diabetes hauptsächlich durch die Verkostung des Urins des Patienten diagnostiziert, der einen süßen Geschmack hatte. Diabetes Mellitus ist heute die korrekte medizinische Bezeichnung für eine Gruppe von Stoffwechselstörungen, die einige Merkmale gemeinsam haben, aber dennoch als unterschiedliche Erkrankungen eingestuft werden. Diese Varianten der Krankheit sorgen nur dafür, die Dinge weiter zu verkomplizieren.

Einige Hinweise auf die Natur der Krankheit kristallisieren sich in diesen alten Berichten heraus. Während im ägyptischen Papyrus Ebers Krebs als unheilbar bezeichnet wird, wird gegen Diabetes

3

ein Gebräu aus Milch, Beeren und Pflanzenfasern verordnet. Die Alten verstanden, dass Diabetes etwas mit der Nahrungsaufnahme zu tun hat, aber die vollständigen Details wurden erst Jahrhunderte später ausgearbeitet. In der Zwischenzeit trugen die antiken Gebräuche wahrscheinlich nur wenig zur Regulierung des Blutzuckerspiegels bei. Dass der Urin süß war, gab wahrscheinlich den Hinweis, dass der Patient zu viel gesüßte Nahrung zu sich genommen hatte. Es könnte auch bedeuten, dass eine innere Funktionsstörung vorlag, die einen hohen Zuckerspiegel im Körper verursachte. Unabhängig davon war es klar, dass die antiken Ärzte glaubten, Diabetes sei heilbar. Das Vorhandensein von bösartigen Tumoren bedeutete den sicheren Tod, Diabetes hingegen war eine mildere Prognose.

Leider gab es damals, wie bei Krebs, keine adäquate Form der Behandlung für Diabetes. Die Patienten verloren langsam an Gewicht, bis sie schließlich daran zugrunde gingen. Ein griechischer Arzt ging sogar so weit, zu schreiben, dass Diabetes „ein Schmelzen von Fleisch und Gliedern zu Harn" sei. Erschütternd, aber ohne Aussage darüber, wie die Krankheit geheilt werden könnte. Es gibt eine lange Geschichte von Behandlungen, die von der Antike bis zur frühen Industriegesellschaft entwickelt wurden. Einige zeigten begrenzte Erfolge, während andere geradezu katastrophale Misserfolge waren. Es überrascht nicht, dass diese Behandlungen oft mit der Ernährung zu tun hatten. Ein schottischer Militärarzt verordnete bei Diabetes eine fleischlose, kohlenhydratarme Diät und sah einige Erfolge. Ein anderer, etwas unglücklicherer französischer Arzt verschrieb Zucker, weil er dachte, Diabetes sei der übermäßige Verlust von Zucker durch Urinieren. Natürlich verschlimmert die Verschreibung von mehr Zucker an einen Diabetiker nur dessen Symptome und beschleunigt die Krankheit.

Diesen Patienten Zucker zu verschreiben, war völlig unethisch, aber wie hätte es ein Arzt im 19. Jahrhundert auch besser wissen sollen? Die Symptome von Diabetes waren zu dieser Zeit gut bekannt. Und aus diesen Symptomen formulierten verschiedene Ärzte ihre Idee darüber, was die Krankheit verursachen könnte. Nach Jahrhunderten des Experimentierens und des Fortschritts in der medizinischen Wissenschaft ist unser Bild von Diabetes heute viel klarer als es in der Vergangenheit war. Es gibt bekannte Behandlungen, die helfen, die Symptome zu lindern und die Krankheit sogar ganz zu heilen. Diabetes ist eine chronische Krankheit, und die meisten Ärzte werden Ihnen sagen, dass sie unheilbar ist. Andere werden sagen, dass diabetische Zustände reversibel sind, und vielleicht ist das allein schon eine Form der Heilung. Aber um zu verstehen, warum Diabetes geheilt bzw. rückgängig gemacht werden kann oder auch nicht, müssen wir eine tiefere Analyse der Krankheit vornehmen.

Diabetes ist im Wesentlichen das Vorhandensein eines hohen Blutzuckerspiegels im Körper. Blutzucker oder „Glukose" ist die Hauptenergiequelle bei Säugetieren. Sie können sich diese als Nahrung für die

Zellen vorstellen. Eine andere gute Metapher besteht darin, sich Glukose wie Benzin vorzustellen und die einzelnen Zellen als Tanks. Ohne genügend Glukose kann der Körper nicht alle seine täglichen Aufgaben erfüllen, wie z. B. die Temperaturregulierung, die Bildung neuer Zellen und das Funktionieren der Organe. Hat man jedoch zu viel Glukose, leidet der Körper unter Glukotoxizität. Denn zu viel von einer guten Sache führt zu einer schlechten Sache. Da Glukose durch das Blut wandert, wirkt sich Glukotoxizität buchstäblich auf jeden Teil des Körpers aus. Diabetiker leiden unter einer Vielzahl von Störungen, die mit der Glukotoxizität zusammenhängen.

Zu den Komplikationen der kleinen Blutgefäße bzw. mikrovaskulären Komplikationen gehört die Retinopathie oder das „diabetische Auge", bei dem die kleinen Blutgefäße hinter der Netzhaut beschädigt werden. Aus den beschädigten Blutgefäßen treten Blut und andere Flüssigkeiten aus und die Gefäße vernarben schließlich. Die Ansammlung dieses Narbengewebes führt dazu, dass sich die Netzhaut leicht verschiebt, was wiederum zur völligen Erblindung führen kann. Nephropatie bzw. diabetische Nierenerkrankungen treten auf, wenn die Niere die Giftstoffe im Blut nicht mehr reinigen kann. Wenn sich diese Giftstoffe ansammeln, führen sie zu Gewichtsverlust, Übelkeit und Erbrechen. Eine Nierenerkrankung ist tödlich, wenn sie nicht behandelt wird. Das Endstadium ist ein Nierenversagen, ein Zustand, bei dem die Nieren mehr als 90 % ihrer Funktion verlieren. In diesem Fall wird eine Dialysemaschine benötigt, um die Giftstoffe mehrmals pro Woche aus dem Blut zu reinigen. Wenn die Nieren einmal diesen Weg gegangen sind, werden sie sich leider nicht mehr erholen, sie können nur durch eine Transplantation ersetzt werden.

Die diabetische Nervenschädigung oder Neuropathie ist weitaus häufiger bei Patienten anzutreffen. Sie entsteht, wenn ein zu hoher Blutzuckerspiegel die Nervenzellen schädigt. Die Folgen sind Kribbeln, Taubheit, Brennen und Schmerzen in den Extremitäten und anderen Körperteilen. In schweren Fällen kann die Neuropathie lähmend sein. Selbst starke narkotische Schmerzmittel helfen in der schwersten Form kaum gegen diese Symptome. Wie bei einer Nierenschädigung kann die Schädigung der Nerven nicht repariert oder rückgängig gemacht werden. Die einzige wirksame Behandlung besteht darin, die Schädigung von vornherein zu verhindern. Deshalb ist es so wichtig, Ihre Blutzuckerwerte zu kennen.

Zu den großen Blutgefäß- oder makrovaskulären Komplikationen gehört die Verhärtung der Arterien, ein Zustand, der Atherosklerose genannt wird. Dieser tritt ein, wenn die Arterien durch fetthaltiges Material verstopft werden, das dann innerhalb der Blutgefäßwände verhärtet. Wie Sie sich vorstellen können, führt dieser Zustand direkt zu Herzkrankheiten, Schlaganfall und Herzinfarkt. Es sollte beachtet werden, dass diese Verhärtung nicht auf Cholesterin zurückzuführen ist. Stattdessen resultiert sie aus der Reaktion des Körpers, die Blutgefäße zu reparieren, die durch überschüssigen Blutzucker beschädigt wurden. Es findet eine Entzündungsreaktion statt, um den Schaden zu reparieren. Sie beinhaltet die Sekretion des Proteins Kollagen und die Bildung von glatter Muskulatur. Es wird auch Cholesterin ausgeschüttet, doch dieses ist nicht die Hauptursache für die Verhärtung. Zu den Risikofaktoren gehören Rauchen, Bluthochdruck und natürlich auch Diabetes.

Die wohl bemerkenswerteste und auch am meisten gefürchtete Komplikation ist der Herzinfarkt. Verhärtete Arterien blockieren den normalen Fluss des Blutes, das das Herz durch den Körper pumpt. Wenn kein Sauerstoff zu den lebenswichtigen glatten Muskelzellen des Herzens gelangen kann, beginnen diese abzusterben. Während die Zahl der Todesfälle durch Herzkrankheiten in der Normalbevölkerung abnimmt, steigt sie bei Diabetikern an. Ähnlich verhält es sich bei einem Schlaganfall, wenn die Blutgefäße im Gehirn nicht mehr mit Sauerstoff versorgt werden können. Je nach den Bedingungen des erlittenen Schlaganfalls kann er zu Behinderungen führen. Schäden am Gehirn können nicht mehr repariert werden, wenn große Teile durch Sauerstoffmangel abgestorben sind.

Eine weitere Erkrankung, die mit der Verhärtung der Blutgefäße zusammenhängt, wird als periphere Gefäßerkrankung bezeichnet und betrifft in erster Linie den gestörten Blutfluss in den Beinen durch die großen Arterien. Dieser Zustand ist besonders belastend, weil der Patient langsam die Funktionen seiner Beine verliert. Das Ausführen von Übungen wird schwieriger, bis es schließlich unmöglich ist, irgendeine körperliche Aktivität auszuüben. In den schlimmsten Fällen müssen Gliedmaßen amputiert werden, um eine Infektion abzuwehren. Wenn die Füße schlecht durchblutet sind, kann die geschädigte Haut nur schwer heilen. Diabetiker müssen besonders auf ihre Füße achten, da sich selbst kleine Schnitte zu Geschwüren entwickeln können. Da die Blutzufuhr gestört ist, kann sich der Körper nicht wie sonst selbst reparieren. Unbehandelte Geschwüre können zu Gangrän führen und dann muss amputiert werden.

Wie Sie sehen können, gibt es eine Vielzahl von Komplikationen, die von einem hohen Glukosespiegel im Körper herrühren. Ich habe nur die am häufigsten genannten behandelt, und es sei Ihnen versichert, dass es noch viele weitere gibt. Diabetes ist durch einen Überschuss an Glukose im Körper gekennzeichnet, auch Hyperglykämie genannt. Alle Komplikationen und die verschiedenen Symptome der Krankheit lassen sich auf diesen einen Mechanismus zurückführen. Es befindet sich einfach zu viel Zucker im Blut.

Bevor ich darauf eingehe, wie Hyperglykämie und Diabetes entstehen, werde ich zwischen den verschiedenen Typen der Krankheit unterscheiden. Die meisten Menschen haben bereits von Typ-1- und Typ-2-Diabetes gehört. Das sind die häufigsten Typen, aber es gibt noch andere. Obwohl sie unterschiedlich sind, haben alle Typen der Krankheit einen hohen Blutzucker gemeinsam. Schwangerschafts-diabetes tritt bei schwangeren Frauen auf und wird durch den Überschuss an Hormonen aus der Plazenta verursacht. Es gibt auch einen monogenen Diabetes, der durch eine einzelne Genmutation verursacht wird. Ein anderer Typ von Diabetes, der sogenannte labile Diabetes, ist durch Episoden von starkem Unterzucker und starkem Überzucker gekennzeichnet. Im weiteren Verlauf dieses Buches werde ich mich auf Typ-1- und Typ-2-Diabetes konzentrieren. Da er häufiger vorkommt, wird dem Typ-2-Diabetes in diesem Buch besondere Aufmerksamkeit geschenkt. Wenn nicht anders angegeben, bezieht sich das Wort „Diabetes" in diesem Buch auf den Typ 2.

Der Hauptunterschied zwischen Typ-1- und Typ-2-Diabetes besteht darin, dass Typ 1 als insulinempfindlich gilt und Typ-2 nicht. Insulin ist ein Hormon, das von der Bauchspeicheldrüse ausgeschüttet wird. Es dient dazu, den Zellrezeptoren zu sagen, dass sie Glukose durch die Zellwand lassen sollen. Typ-1-Diabetes gilt als Autoimmunerkrankung, weil das körpereigene Immunsystem beschlossen hat, die insulinproduzierenden Zellen in der Bauchspeicheldrüse, die Betazellen, anzugreifen. Einmal beschädigt, können diese Zellen nicht mehr das Insulin produzieren, das notwendig ist, um Glukose in die Zellen zu befördern. Bei Typ-1-Diabetikern dient die Insulinbehandlung dazu, die verfügbare Glukose in die Zellen zu bringen. Menschen, die an Typ-1-Diabetes leiden, neigen eher zu Gewichtsverlust als Menschen mit Typ-2-Diabetes. Das liegt daran, dass der Insulin-spiegel im Körper niedrig ist, was den Körper dazu zwingt, Fett- und Muskelreserven schneller zu ver-brennen, weil die Glukose nicht genutzt wird. Selbst wenn sich viel Glukose im Blut befindet, ist sie nutz-los, wenn die Betazellen nicht das Insulin produzie-ren, das benötigt wird, um die Glukose in die Zellen zu bringen.

Im Gegensatz dazu gilt der Typ-2-Diabetes als in-sulinresistent. Das heißt, der Körper kann noch frei Insulin produzieren, hat aber eine Toleranz dagegen entwickelt. Der Blutzucker hat es schwer, in die Zel-len zu gelangen, weil sie, aus welchen Gründen auch immer, eine Resistenz dagegen entwickelt haben. Bei beiden Erkrankungen ist das primäre Ziel der Be-handlung die Senkung des Gesamtblutzuckerspiegels. Der effektivste Weg, dies zu erreichen, ist die Verab-reichung von Insulin. Im Fall von Typ 1 ist die Rolle des Insulins offensichtlich. Dem Körper fehlt es, also muss eine künstliche Quelle verabreicht werden. Bei Typ-2-Diabetes ist die Rolle des Insulins ein wenig differenzierter. Der Insulinspiegel ist bei Typ-2-Dia-betikern bereits hoch, weil die Bauchspeicheldrüse Überstunden machen muss, um die insulinresisten-ten Zellen zu überwinden. Wenn man diesem System mehr Insulin zuführt, kann die Insulinresistenz vorü-bergehend überwunden werden.

Es wird angenommen, dass Typ-1-Diabetes durch genetische Faktoren verursacht wird, aber über die Mechanismen ist wenig bekannt. Dies erklärt, warum es eine hohe Prävalenz bei Kindern hat und oft als jugendlicher Diabetes bezeichnet wird. Wir wissen noch nicht genau, was den Körper dazu veranlasst, die Autoimmunreaktion gegen die Betazellen herbeizuführen, aber es gibt viele verschiedene Theorien. In den USA werden nur 5 % aller Diabetes-Diagnosen dem Typ 1 zugeschrieben, während die überwiegende Mehrheit (ca. 95 %) dem Typ-2-Diabetes zuzuordnen ist. Hinzu kommt, dass bis zu 50 % der US-Bevölkerung entweder an Diabetes leiden oder eine Vorstufe von Diabetes haben, die sich mit der Zeit zu einem ausgewachsenen Diabetes entwickeln wird. Mit anderen Worten: Amerika leidet an dem, was seit den 1970er-Jahren als „Diabetes-Epidemie" bezeichnet wird. Der Trend ist auf andere Teile der Welt übergeschwappt und damit nun ein globales Phänomen. Aber wenn nur 5 % aller Diabetesfälle Typ 1 zuzuordnen sind, die auf die Genetik zurückzuführen sind, was ist dann die Ursache für die anderen 95 %?

Typ-2-Diabetes kann auch einige genetische Faktoren haben, aber es ist eng mit Entscheidungen über den Lebensstil verbunden. Menschen werden nicht einfach mit einem überhöhten Glukosespiegel im Körper geboren. Auch war Diabetes in der gesamten bisherigen Weltgeschichte nicht so häufig anzutreffen. Diese beiden Faktoren dienen als wichtige Anhaltspunkte, um herauszufinden, warum und wie sich Typ-2-Diabetes entwickelt. Erstens: Glukose muss irgendwie in den Körper gelangen. Dies korreliert

direkt mit der Ernährung und der Art der Lebensmittel, die Sie zu sich nehmen. Zweitens müssen einige notwendige Bedingungen in der Welt vorhanden
sein, die dazu führen, dass Typ-2-Diabetes auf dem
Vormarsch ist. Die einfache Antwort lautet, dass Zucker und raffinierte Kohlenhydrate in die menschliche Ernährung eingedrungen sind. Zucker hat es in
der Geschichte schon immer gegeben, aber erst seit
der Neuzeit wird er in praktisch jeder Art von verarbeiteten Lebensmitteln verwendet. Ich würde auch
behaupten, dass die Menschen erst in jüngster Zeit
darauf programmiert wurden, sich ständig danach zu
sehnen. Das Gleiche gilt für raffinierte Kohlenhydrate, die durch mechanische und industrielle Prozesse
hergestellt werden, die es erst seit dem 19. und 20.
Jahrhundert gibt.

Lassen Sie mich aufschlüsseln, was passiert, wenn Sie
Zucker und raffinierte Kohlenhydrate konsumieren.
Glukose wird von den Zellen als Nahrung verwendet. Es ist eine Art von Einfachzucker, auch Mono-
saccharid genannt. Im Gegensatz dazu ist das, was
Sie in Lebensmitteln oder als Haushaltszucker essen,
Saccharose. Saccharose ist ein Disaccharid bzw. eine
organisch-chemische Verbindung aus zwei Monosac-
chariden. Sie besteht aus einem Glukosemolekül und
einem Fruktose-Molekül. Glukose kann direkt als
Energie verbraucht werden, Fruktose jedoch nicht.
Fruktose muss erst von der Leber in Glukose umgewandelt werden. Sie haben wahrscheinlich schon
einmal von Fruktose gehört. Es ist der gleiche Zu-

cker, der auch in Früchten vorkommt. Dass Zucker besonders schlecht für Sie ist, liegt daran, dass die Leber hart arbeiten muss, um Fruktose in verwertbare Energie umzuwandeln. Je mehr Zucker Sie zu sich nehmen, desto mehr wird die Leber überlastet. Glukose wird schnell verstoffwechselt und über das Blut zu den Organen, Muskeln und dem Gehirn transportiert. Im Wesentlichen wird Glukose überall dorthin transportiert, wo Energie benötigt wird. Wenn jedoch zu viel Glukose vorhanden ist und nicht so viel Energie benötigt wird, speichert die Leber sie in Form von Glykogen. Jetzt speichert die Leber also Glykogen und ist immer noch mit dem Fruchtzucker beschäftigt. Irgendwann kann dieser überschüssige Zucker nicht mehr verbraucht werden, bevor die nächste große Menge an Kalorien konsumiert wird. Die Leber wandelt dann Fruktose und Glykogen in Fett um.

Zucker ist eine Art von Kohlenhydrat. Ein Kohlenhydrat ist im Grunde nur eine Kette von verschiedenen Zuckern, die miteinander verbunden sind. Diese Zucker, aus denen Kohlenhydrate bestehen, lassen den Blutzuckerspiegel in die Höhe schnellen. Dies gilt insbesondere für raffinierte oder „reine" Kohlenhydrate, denen Spuren der anderen Makronährstoffe, d. h. Proteine und Fette, entzogen wurden. Zusätzlich werden durch den Raffinierungsprozess alle im Getreide vorhandenen Ballaststoffe entfernt, das sind die unverdaulichen Pflanzenstoffe, die die Verdauung der Nahrung verlangsamen. Diese Reinheit der raffinierten Kohlenhydrate bewirkt, dass sie unglaublich schnell verdaut werden.

Der Verzehr von zuckerhaltigen oder stark raffinierten Lebensmitteln lässt den Blutzuckerspiegel in die Höhe schnellen. Dies wiederum veranlasst die Bauchspeicheldrüse, Insulin auszuschütten, um die Glukose in die Zellen zu verteilen. Erinnern Sie sich daran, was ich vorhin über Glukotoxizität gesagt habe. Der Körper erkennt, dass ein hoher Glukosespiegel gesenkt werden muss, also wird die richtige Menge Insulin ausgeschüttet. Das Problem dabei ist, dass sich der Körper an die Menge des ausgeschütteten Insulins gewöhnt und anschließend größere Mengen des Hormons benötigt, um Glukose zu verstoffwechseln. Zweifellos haben Sie schon von der Antibiotikaresistenz gehört. Die gleichen Prinzipien gelten für die Insulinresistenz. Sie wird im Wesentlichen durch die Exposition verursacht. Je mehr Antibiotika ein Bakterium ausgesetzt ist, desto weniger Wirkung haben die Antibiotika. Wenn Sie regelmäßig zuckerhaltige und oder stark raffinierte Kohlenhydrate essen, werden Sie mit der Zeit eine Insulinresistenz entwickeln. Aber diese Resistenz braucht Jahre, um sich aufzubauen. Damit sich eine Insulinresistenz entwickeln kann, muss eine Person zunächst an Hyperinsulinämie leiden, d. h. an einem hohen Insulinspiegel im Verhältnis zur Glukose im Blut.

Hyperinsulinämie ist ein häufiger Zustand im Prädiabetes-Stadium. Sie ist auch ein Symptom anderer Stoffwechselkrankheiten. In der medizinischen Fachwelt wird viel darüber diskutiert, ob ein hoher Insulinspiegel Fettleibigkeit verursacht oder ob Fettleibigkeit den hohen Insulinspiegel verursacht. Was auch immer der Fall ist, die Insulinresistenz folgt dicht darauf. Wenn der Insulinspiegel im Blut hoch ist, bedeutet dies, dass die Glukose schneller als normal verstoffwechselt wird. Der Blutzuckerspiegel sinkt, und es kommt zu einer Unterzuckerung; ein Zustand, der unbehandelt tödlich ist. Der menschliche Körper weiß, dass, wenn der Blutzuckerspiegel zu niedrig ist, die Körperfunktionen heruntergefahren werden. Deshalb bildet er eine Toleranz gegenüber Insulin, um zu überleben. Wenn der Körper aber zu resistent gegen Insulin wird, wie soll dann die Glukose in die Zellen transportiert werden? Die Bauchspeicheldrüse muss dann noch mehr Insulin produzieren, um den gleichen Effekt zu erzielen, und man gerät in einen Teufelskreis, der den Kern von Diabetes bildet.

Ein hoher Insulinspiegel führt zu einer Insulinresistenz, die wiederum zu einer erhöhten Insulinausschüttung führt. Typ-1-Diabetikern wird Insulin verschrieben, weil ihr Körper nicht in der Lage ist, es zu produzieren. Ohne regelmäßige Insulinbehandlungen beginnen sie, immer schwächer zu werden, weil den Zellen keine Glukoseenergie zugeführt wird. Die Niere versucht, die überschüssige Glukose durch Urinieren loszuwerden. Typ-2-Diabetiker werden mit Insulin behandelt, weil sie unter einer Insulinresistenz leiden. Diese Behandlung stellt eine erste Instanz gegen Typ-2-Diabetes dar, obwohl es auch Fälle gegeben hat, in denen Menschen ihren Diabetes rein durch Diät behandelt haben. Mit der Zeit geht die

Thomas Schönfeld

Insulinresistenz zurück, wenn der Körper weniger Insulinspitzen erfährt.

Insulin und Insulinresistenz sind das, was Typ-2-Diabetes von Grund auf zu einer chronischen Krankheit macht. Insulinresistenz ist das Ergebnis einer Ernährung, die viel Zucker und raffinierte Kohlenhydrate enthält. Diese Ernährung ist verantwortlich für den hohen Insulinspiegel, der den prädiabetischen Zustand und den Beginn der Fettleibigkeit ausmacht. Fettleibigkeit und Diabetes sind verwandte Krankheiten, da in beiden Fällen der hohe Insulinspiegel zu Fetteinlagerungen führt.

Häufige Missverständnisse bezüglich Diabetes

1. **Zucker verursacht keinen Diabetes. Es ist genetisch bedingt.**

   Die einfachste Antwort darauf lautet: Ja, Zucker verursacht nicht von sich aus Diabetes. Wir haben bereits besprochen, dass Typ-1-Diabetes genetisch bedingt ist, während Typ-2-Diabetes aus einer Kombination von genetischen Faktoren und Lifestyle-Faktoren resultiert. Es gibt ohne wissenschaftlichen Zweifel einen kausalen Zusammenhang zwischen Zucker und Insulinresistenz. Wenn Sie sich mit Zucker vollstopfen, garantiere ich Ihnen, dass Sie entweder eine Form von Insulinresistenz oder eine Fettlebererkrankung entwickeln werden. Sie können beide Zustände haben und trotzdem nicht als Diabetiker gelten. Das heißt konkret, dass Sie normale Blutzuckerwerte haben. Sie werden jedoch übergewichtig sein und wahrscheinlich an einem erhöhten Risiko für Herz-Kreislauf-Erkrankungen leiden.

2. **Ich muss übergewichtig sein, um Diabetiker zu sein, oder Übergewicht verursacht Diabetes.**

Auch hier gilt, dass Übergewicht eng mit Typ-2-Diabetes verbunden ist, da beide mit Insulinresistenz zu tun haben, aber das bedeutet nicht, dass Übergewicht Diabetes verursacht. Umgekehrt können Sie im gesunden BMI-Bereich liegen und trotzdem erhöhte Blutzuckerwerte aufweisen. Diabetes ist eine komplexe Krankheit und variiert von Fall zu Fall. Jemand, der genetisch für Diabetes prädisponiert ist, kann sich hervorragend ernähren und trotzdem an Diabetes leiden. Natürlich hilft eine gute Ernährung bei der Behandlung der Krankheit, schließt aber die Möglichkeit eines hohen Blutzucker-spiegels nicht aus. Das heißt, wenn jemand übergewichtig ist, isst er wahrscheinlich viel Zucker und verarbeitete Lebensmittel, denn diese beiden Dinge sind dafür bekannt, dass sie direkt zu einer Gewichtszunahme führen. Eine übergewichtige Person kann sehr dabei sein, Diabetes zu entwickeln, ohne es genau zu wissen.

3. **Wenn ich Diabetes habe, dann muss ich Insulin nehmen.**

Dies gilt nur für Typ-1-Diabetes. Wenn Sie Typ-2-Diabetes haben, brauchen Sie nicht per se Insulin, aber es kann Ihnen von einem Arzt verschrieben werden. Die richtige Ernährung kann alles sein, was Sie brauchen, aber auch das ist unterschiedlich. Am besten sprechen Sie zuerst mit Ihrem Arzt über die möglichen Behandlungen. Dies hängt von Ihren aktuellen Blutzuckerwerten und dem allgemeinen Verlauf der Krankheit ab. Wenn Sie frühzeitig diagnostiziert werden und einen gesunden Lebensstil führen, ist es weniger wahrscheinlich, dass Sie bei Typ-2-Diabetes Insulin benötigen.

4. **Nur ältere Menschen müssen sich Sorgen machen, Diabetes zu bekommen.**

Dies ist offenkundig falsch. Der jugendliche Diabetes ist eine der häufigsten Formen des Typ-1-Diabetes. Auch der Typ-2-Diabetes bei Kindern und Jugendlichen ist auf dem Vormarsch. Für viele Menschen, die genetisch veranlagt sind, gibt es kein Alter, in dem sie sich plötzlich Sorgen machen müssen, die Krankheit zu bekommen. Lassen Sie das Alter nicht als Ausrede dafür gelten, dass

Sie nicht darauf achten, was Sie essen. Menschen, die später im Leben an Diabetes erkranken, neigen dazu, sich im Laufe der Zeit von einem prädiabetischen Zustand zu einem vollwertigen Diabetes zu entwickeln. Menschen werden nicht einfach mit einer Insulinresistenz geboren, sondern diese entwickelt sich mit der Zeit.

5. **Ich kann keinen Zucker essen, wenn ich Diabetiker bin.**

Wenn Sie sich angemessen ernähren und Ihren Diabetes im Griff haben, wird der gelegentliche Verzehr einer zuckerhaltigen Süßigkeit keinen übermäßigen Schaden verursachen. Ihr Arzt wird Ihnen auch raten, Zucker so gut es geht zu vermeiden. Den Kompromiss zu finden, liegt weitgehend bei Ihnen. Wie viel wollen Sie sich gönnen, und wie viel Risiko sind Sie bereit einzugehen? Das Risiko ist gering, wenn Sie die Krankheit ordnungsgemäß behandeln. Seien Sie einfach vorsichtig mit Heißhungeressen und behalten Sie Ihre gelegentlichen zuckerhaltigen Snacks definitiv nicht in unmittelbarer Nähe.

6. **Ich kann keine Kohlenhydrate essen, wenn ich Diabetiker bin.**

Anders als bei Zucker sind nicht alle Kohlenhydrate von Natur aus böse. Raffinierte Kohlenhydrate wie Mehl, Nudeln, Brot, Kuchen, Waffeln, Kekse und so weiter sind zu vermeiden. Die kohlenhydratarme Diät ist wirksam bei der Behandlung von Diabetes, weil sie die Insulinresistenz mit der Zeit senkt. Raffinierte Kohlenhydrate sind stark verarbeitete Lebensmittel, denen die natürlichen Gegenmittel fehlen, die der Insulinausschüttung entgegenwirken, wie z. B. Ballaststoffe. Raffinierte Kohlenhydrate werden mechanisch verarbeitet, um immer feiner zu werden. Je feiner das Mehl ist, desto leichter wird die daraus gewonnene Glukose in den Blutkreislauf aufgenommen. Dies führt zu hohen Insulinspitzen. Im Gegensatz dazu werden grobe Körner, die reich an Ballaststoffen und Spuren von Eiweiß und Fett sind, langsam absorbiert. Manchmal ist es empfehlenswert, ganz auf Kohlenhydrate zu verzichten, aber dies ist nicht immer notwendig. Bei der Low-Carb-Diät dürfen Sie z. B. trotzdem gelegentlich Vollkornbrot und Kartoffeln essen. Es ist nicht so, dass Sie keine Kohlenhydrate essen können, Sie sollten nur nicht viel davon essen. Und schon gar nicht die raffinierte Variante. Essen Sie so natürlich, wie Sie können.

7. Diabetes ist nicht so schlimm

Ich denke, das Missverständnis, dass Diabetes keine ernsthafte Krankheit ist, geht auf die guten Behandlungsmöglichkeiten zurück.

Wenn Sie die Krankheit in den Griff bekommen, kann es so aussehen, als ob mit Ihnen alles in Ordnung wäre. Sie spüren vielleicht keines der Symptome der Glukotoxizität und denken, dass es keine große Sache ist. Tatsache ist jedoch, dass Diabetes Menschen tötet. Diabetes und Erkrankungen, die mit einem hohen Blutzuckerspiegel zusammenhängen, töten jedes Jahr weltweit Millionen von Menschen und die Tendenz ist steigend. Ich bin bereits auf die möglichen Komplikationen der Krankheit eingegangen, daher bezweifle ich, dass Sie glauben, Diabetes sei keine ernsthafte Krankheit. Was ich jedoch sagen möchte, ist, dass Diabetes eine kontrollierbare Krankheit ist. Wenn Sie die notwendigen Maßnahmen ergreifen, gibt es keinen Grund, warum Sie nicht ein langes, gesundes Leben führen können, obwohl Sie Diabetiker sind. Aber es liegt weitgehend an Ihnen, diese Schritte zu unternehmen. Niemand sonst kann sie für Sie übernehmen.

Diabetes-Diagnose und Blutzucker-Management

Heute haben wir ausgefeiltere Methoden, um Diabetes zu diagnostizieren. In der Vergangenheit konnte die Krankheit nur anhand der vorhandenen Anzeichen und Symptome vermutet werden. Dies würde bedeuten, dass man nach dem Vorhandensein von Zucker im Urin sucht und notiert, wie oft der Patient auf die Toilette geht. Auch Gewichtsverlust und extremer Hunger waren früher wichtige Anzeichen dafür, dass etwas nicht in Ordnung ist. Heute wissen wir, dass Diabetes eine Störung des Blutzuckerspiegels ist und durch einfache Messung der Glukosekonzentration im Blut diagnostiziert werden kann.

Die einfachste Art, den Blutzucker zu messen, ist die Verwendung eines Blutzuckermessgeräts für zu Hause, bei dem Sie Ihren Finger mit einer Lanzette stechen und das austretende Blut auf einen Teststreifen übertragen müssen. Verschiedene Geräte haben ihre eigene Methodik, aber sie folgen alle einem ähnlichen Protokoll. An nicht-invasiven Messgeräten wird schon seit Jahren gearbeitet, ohne dass sich je ein geeignetes Produkt auf dem Markt durchgesetzt hätte. Die Standardmethode ist etwas gewöhnungsbedürftig, aber sie ist die sicherste Methode zur Blutzuckermessung. Es sollte noch angemerkt werden, dass nicht-invasive Geräte ein Teil der aktiven Forschung sind und eine Lösung, die genauso gut wie das Stechen in den Finger funktioniert, in der Zukunft erreicht werden könnte. Um eine möglichst genaue Messung Ihres Blutzuckers zu erhalten, sollten Sie den Test direkt nach dem Aufwachen und vor dem Essen durchführen. Damit wird Ihr Nüchternblutzuckerwert gemessen. Da Sie über den Tag verteilt mehrere Mahlzeiten zu sich nehmen, gibt Ihnen die Nüchternblutzuckerrate eine bessere Vorstellung von der Glukosekonzentration im Blut, ohne dass sie durch Blutzuckerspitzen durch das Essen verfälscht wird.

Ihr Arzt wird wahrscheinlich alle drei bis sechs Monate weiterführende Tests durchführen, um zu sehen, ob Sie Fortschritte machen. Der Wert, den Ärzte dabei ermitteln, ist der des Hämoglobin A1C. Es wird ein Protein gemessen, das sich in den roten Blutkörperchen befindet, und die Menge an Glukose, die daran gebunden ist. Dieser Test wird in Deutschland normalerweise als Prozentsatz und in anderen Ländern als Maß angegeben. Die Aufschlüsselung des Hämoglobin A1C bewertet man wie folgt: ein A1C-Wert unter 5,7 % gilt als gesund, ein Wert zwischen 5,7 und 6,4 % gilt als prädiabetisch, und alles über 6,5 % gilt als diabetisch. Es ist wichtig, dass Sie diesen Wert kennen und seine Entwicklung im Laufe der Zeit nachverfolgen. Zweifellos wird Ihr Arzt dies für Sie tun, aber ich möchte Sie dazu ermutigen, selbst aktiv zu werden, wenn es um das Management Ihrer Krankheit geht. Dies sind sozusagen Ihre Zahlen.

Ein Nüchternblutzucker von weniger als 100 mg/dL gilt als gesund. Ein Nüchternblutzuckerwert zwischen 100 und 125 mg/dL gilt als prädiabetisch. Alles, was über 126 mg/dL liegt, wird als diabetisch angesehen. Ein weiterer Test, der von Ärzten zur Messung des Nüchternblutzuckers verwendet wird, ist der orale Glukosetoleranztest. Sie fasten die ganze Nacht und kommen danach ins Labor, um eine sirupartige Substanz zu trinken. Der Test soll messen, wie Ihr Körper mit einer plötzlichen Aufnahme von Zucker umgeht. Zwei Stunden nach der Einnahme des Getränks wird Ihr Blutzucker erneut gemessen. Wenn Ihr Blutzuckerspiegel nach den zwei Stunden unter 140 mg/dL

liegt, dann sind Sie im normalen Bereich. Ein Blutzuckerspiegel zwischen 140 und 199 mg/dl gilt als
prädiabetisch und alles, was bei oder über 200 mg/dl
liegt, wird als manifester Diabetes angesehen.

Die Kenntnis dieser Zahlen ist der Schlüssel zu dem
Wissen darüber, wie gut Sie Ihren Diabetes managen.

Wenn Sie zu Hause testen, sollten Sie mehrere Messungen über den Tag verteilt durchführen. Normalerweise
werden die Intervalle, in denen Sie Ihren Blutzucker
messen, von Ihrem Arzt oder medizinischem Fachper-
sonal festgelegt, aber um eine allgemeine Vorstellung
zu geben, sollten sie vor und nach den Mahlzeiten,
vor dem Schlafengehen und nach dem Aufwachen
gemessen werden. Es ist sehr wichtig, eine Messung
direkt nach dem Aufwachen durchzuführen, um Ihren
Nüchternblutzuckerwert zu ermitteln. Als Nächstes
sollten Sie eine weitere Messung vor dem Mittag- und
Abendessen sowie zwei Stunden danach durchführen.
Schließlich sollten Sie eine weitere Messung vor dem
Schlafengehen vornehmen.

Führen Sie außerdem Messungen durch, bevor Sie
eine anstrengende Übung durchführen. Der Blutzucker kann beim Training schnell abfallen. Stellen
Sie daher sicher, dass er hoch genug ist, um das Training durchzuführen. Wenn Sie Diabetiker sind und
Ihr Blutzuckerwert vor dem Training weniger als
100 mg/dL beträgt, sollten Sie das Training nicht
sofort durchführen. Essen Sie stattdessen eine kleine Mahlzeit oder nehmen Sie sogar Glukosetablet-

ten ein, wenn Sie diese zur Verfügung haben. Eine Portion Obst oder ein Snackriegel sollten ausreichen, um den Blutzucker über diesen Wert zu heben. Vermeiden Sie es, auf völlig leeren Magen zu trainieren. Wenn Ihr Blutzuckerwert zwischen 100 und 250 mg/dL liegt, dann ist er genau richtig für Sport. Wenn der Blutzuckerwert jedoch über 250 mg/dL liegt, sollten Sie nicht trainieren. Wenn Sie mit einem hohen Blutzuckerspiegel trainieren, riskieren Sie eine ernste Komplikation namens Ketoazidose.

Beachten Sie, dass dies allgemeine Richtlinien dafür sind, wann Sie den Blutzuckerwert kontrollieren sollten. Erkundigen Sie sich bei Ihrem Arzt nach der empfohlenen Häufigkeit. Sie ist von Person zu Person und bei Typ-1- und Typ-2-Diabetikern unterschiedlich. Außerdem wird Ihr Arzt Ihnen einen Zielbereich für den Blutzuckerspiegel vorgeben. Die Anzahl der Faktoren, die diesen Bereich beeinflussen können, ist vielfältig. Zum einen der Typ des Diabetes, der Schweregrad der Erkrankung, wie alt Sie sind, wie lange Sie schon an Diabetes erkrankt sind, ob Sie schwanger sind und Ihr allgemeiner Gesundheitszustand. Nach Angaben der Mayo Clinic, einer amerikanischen Non-Profit-Organisation, sollte Ihr Blutzuckerwert vor den Mahlzeiten zwischen 80 und 120 mg/dL liegen, wenn Sie unter 60 Jahre alt sind. Wenn Sie über 60 Jahre alt sind, empfiehlt die Mayo Clinic einen Bereich zwischen 100 und 140 mg/dL, vorausgesetzt, Sie haben keine anderen medizinischen Erkrankungen.

Allgemeinere Richtlinien der American Diabetes Association besagen, dass der Blutzuckerwert vor den Mahlzeiten zwischen 80 und 130 mg/dL und zwei Stunden nach den Mahlzeiten weniger als 180 mg/dL betragen sollte. Wenn Ihre Werte drastisch von den hier genannten abweichen, müssen Sie möglicherweise den Notruf wählen. Die Symptome einer Hypoglykämie treten in der Regel erst auf, wenn der Blutzuckerspiegel unter 50 mg/dL liegt. Glauben Sie aber nicht, dass Sie auf das Auftreten der Symptome warten müssen, um Ihren Blutzucker zu überprüfen. Wenn Ihre Werte unter Ihrem Zielbereich liegen, sollten Sie etwas essen. Am besten irgendeine Form von Kohlenhydraten.

Sie sollten Ihren Blutzucker häufiger überprüfen, wenn Sie Symptome einer Hypoglykämie spüren. Andere Zeiten, in denen Sie Ihren Blutzucker zusätzlich kontrollieren sollten, sind bei Krankheit und in Zeiten von Stress. Wenn Sie plötzlich aktiver oder weniger aktiv sind, kann Ihr Blutzuckerwert schwanken. Prüfen Sie auch häufiger, wenn Sie kürzlich das Insulin oder andere Medikamente gewechselt haben.

Die Überwachung Ihres Blutzuckerspiegels ist wichtig, da sie eine sichere Methode zur Diagnose von Hypoglykämie und Hyperglykämie darstellt. Beachten Sie, dass es sich um einen medizinischen Notfall handeln kann, wenn die Blutzuckerkonzentration entweder zu niedrig oder zu hoch ist. Vielleicht schreckt Sie der Aufwand ab, den es bedeutet, mehrmals täglich Messungen vorzunehmen. Doch sie sind es wert und können potenziell Ihr Leben retten. Je mehr Sie es sich zur Gewohnheit machen, täglich zu messen, desto weniger belastend werden sich diese Messungen anfühlen.

Kapitel 2:
Diabetiker-Diät: Die kohlenhydratarme Diät

Sowohl Fettleibigkeit als auch Diabetes sind mit einer Insulinresistenz verbunden. Bei Typ-2-Diabetikern kann die normale Insulindosis nicht mehr effektiv genutzt werden, sodass der Blutzucker nicht mehr auf ein normales Niveau sinkt. Bei fettleibigen Menschen ist die Insulinresistenz dadurch gekennzeichnet, dass der Körper dazu neigt, Fett einzulagern. Wenn die Glukose nicht als Energie verbraucht wird, wird sie in Triglyceride umgewandelt. Dies geschieht vor allem in Form von Organfett oder Viszeralfett. Eine Person mit einem ansonsten gesunden BMI kann trotzdem an der sogenannten „zentralen Adipositas" leiden, also an der Ansammlung von Viszeralfett, die zu einem dicken Bauch führt. Wenn die Insulinresistenz bei diesen Zuständen eine so verheerende Rolle spielt, ist der logische erste Schritt der Behandlung, sie zu senken. Ein möglicher Weg, genau das zu tun, besteht in der kohlenhydratarmen Ernährung. Kohlenhydrate lassen den Blutzuckerwert nach der Einnahme direkt ansteigen, was wiederum die Ausschüttung von Insulin durch die Betazellen in der Bauchspeicheldrüse bewirkt. Nach einer gewissen Zeit gewöhnt sich der Körper an die Insulinreaktion und benötigt mehr davon, um die gleiche Menge an Energie zu verbrauchen. Mit anderen Worten: Je mehr Kohlenhydrate jemand isst, desto höher ist seine Insulinresistenz.

In der Praxis ist die Geschichte ein wenig komplexer, wie Sie sich wahrscheinlich vorstellen können. Es gibt noch andere Quellen der Insulinsekretion im Körper, wie die Inkretinhormone im Magen, die nach der Aufnahme von Eiweiß Insulin freisetzen. Obwohl es sehr vereinfacht ist, liefert das hier vorgestellte Modell der Insulinresistenz ein starkes Argument für eine kohlenhydratarme Ernährung. Bedenken Sie die möglichen Nachteile einer solchen Diät im Vergleich zu den möglichen Vorteilen. Auf der einen Seite müssen Sie vielleicht auf einige Lieblingsspeisen verzichten, aber auf der anderen Seite gewinnen Sie die Möglichkeit, Ihre Insulinresistenz zu senken. Wenn das zu schön klingt, um wahr zu sein, dann sollten Sie weiterlesen und selbst entscheiden. Die kohlenhydratarme Diät hat sich sowohl in experimentellen Studien als auch durch anekdotische Evidenz als wirksam erwiesen.

Ich glaube, dass die kohlenhydratarme Diät die Diät ist, die auf der ganzen Welt seit Jahrhunderten verwendet wird. Bevor es Landwirtschaft gab, ernährten sich unsere Vorfahren wahrscheinlich protein- und fettreich. Die frühen Menschen jagten nach Tierfleisch und -fetten. Wahrscheinlich haben sie auch das Blut von Tieren getrunken. Ihre Kohlenhydrate stammten vermutlich aus gesammelten Beeren, Knollen, Samen und Nüssen. Was ich gerade beschrieben habe, ist das, was moderne Diätetiker die „Paleo"- bzw. paläolithische Diät nennen. Der Verzehr von natürlichen und frischen Lebensmitteln ist letztendlich besser als der von stark verarbeiteten Lebensmitteln. Ob das eine besser schmeckt als das andere, darüber lässt sich streiten, aber der Geschmack sollte nie über der Gesundheit stehen.

Bereits im 19. Jahrhundert begannen die Menschen zu erkennen, dass das moderne Leben uns im Wesentlichen fett macht. Im Jahr 1863, zu Beginn des Industriezeitalters, entwickelte ein fettleibiger Leichenbestatter namens William Banting eine der frühesten Versionen der kohlenhydratarmen Diät. Banting war unzufrieden mit seinem Gewicht. Mit 66 Jahren wog der 1,75 m große Mann etwa 91 kg, was nach heutigen Maßstäben nicht wirklich schlecht ist. Banting stellte fest, dass weniger zu essen und mehr Sport zu treiben wenig brachte, um sein Gewicht zu reduzieren. Auf Anraten eines Chirurgen versuchte er schließlich, Brot, Butter, Milch, Zucker, Bier und Kartoffeln ganz wegzulassen. Wie Sie sich wahrscheinlich denken können, ist dies ein ganz klarer Low-Carb-Ansatz. Damals waren diese Lebensmittel weniger verarbeitet als heute, und seine damalige Diät ähnelt eher einer kohlenhydratarmen Diät. In seinem Pamphlet mit dem Titel „Letter on Corpulence Addressed to the Public" (Brief über Korpulenz, adressiert an die Öffentlichkeit) gibt er zu, dass er diesen nicht raffinierten Lebensmitteln mehr frönte, als es der durchschnittliche Mann wahrscheinlich tun würde.

Eine Kalorie ist keine Kalorie

Im Laufe eines Jahres nahm Banting satte 20 kg ab, indem er einfach seine Ernährung umstellte. Das Trauerspiel vieler Diäten heute ist, dass die Menschen ein paar Kilos verlieren, nur um sie später alle wieder zuzunehmen. Dieser anfängliche Gewichtsverlust kann auf einen kleinen Mechanismus im Körper zurückgeführt werden, der Homöostase genannt wird. Der Körper verbrennt jeden Tag eine bestimmte Anzahl von Kalorien, die zur Aufrechterhaltung des Lebens benötigt werden. Dinge wie Temperaturregulierung, Gewebereparatur und Wachstum kosten alle Kalorien, die hauptsächlich aus Glukose als Hauptenergiequelle gewonnen werden. Die Energiemenge, die Ihr Körper verbrennt, um einfach nur am Leben zu bleiben, wird als Grundumsatz bezeichnet und ist für 95 % des gesamten Energiebedarfs verantwortlich. Die anderen 5 % sind auf Dinge wie Bewegung und tägliche Aktivitäten zurückzuführen.

Wenn Sie anfangen, Kalorien zu reduzieren oder eine Diät mit Kalorienrestriktion zu machen, nimmt der Körper weniger Energie auf, verbrennt aber weiterhin die gleiche Menge. Da unsere Körper klug und darauf ausgelegt sind, Zeiten der Hungersnot zu überstehen, tun sie etwas wirklich Cleveres, wenn sie einen Rückgang der Kalorien feststellen. Zuerst schalten sie die nicht lebensnotwendigen Energieausgaben ab. Dinge wie die Wärmeregulierung werden einfach ausgeschaltet, da man auch in der Kälte noch leben kann. Der Grundumsatz sinkt, und das bisschen Energie, das hereinkommt, wird sparsam verwendet. Wenn Sie sich mit 3.000 Kalorien pro Tag ernähren würden, könnte Ihr Körper etwa 2.800 Kalorien allein verbrennen. Wenn Sie dann die Kalorienzufuhr auf nur 1.800 pro Tag senken, bemerkt Ihr Körper die Veränderung und geht in den Hungermodus über. In dem Versuch, Energie zu sparen, sinkt der Grundumsatz auf nur noch 1.500 Kalorien. In beiden Fällen befinden Sie sich in einem Kalorienüberschuss, obwohl Sie denken, dass Sie sich in einem Defizit befinden! Das ist der Grund, warum Banting nicht abnehmen konnte, indem er einfach weniger aß und mehr Sport trieb. Darüber hinaus sind viele kalorienreduzierte Diäten miserabel durchzuhalten. Sie sind hart für den Körper und veranlassen viele Menschen dazu, die Diät einfach abzubrechen. Jemand, der anfängt, weniger zu essen, ist ständig erkältet und leidet unter Konzentrationsschwäche und Stimmungsschwankungen. Er fühlt sich die ganze Zeit über müde. Das Schlimmste aber ist, dass er unter Hunger leiden wird. Hunger ist wahrscheinlich der ultimative Diätkiller. Er ist unangenehm und fühlt sich einfach falsch an. Ihr eigener Körper überredet Sie dazu, mehr zu essen. Und da Lebensmittel in unserem Leben leicht verfügbar sind, ist der Hunger leicht zu stoppen.

Die Homöostase ist ein Mechanismus, der danach strebt, die Dinge stabil zu halten. Wenn Ihr Gewicht ein wenig ansteigt, weil Sie mehr Kalorien verbrauchen, steigt Ihr Stoffwechsel an, um die überschüssige Energie auszugleichen. Mit der Zeit normalisiert sich Ihr Gewicht wieder und Ihr Stoffwechsel verlangsamt sich. Und wenn Sie zu wenig essen, geht Ihr Gewicht nach der anfänglichen Reduzierung auf die Zahlen vor der Diät zurück. Es scheint die Existenz eines „Sollgewichts" zu geben, zu dem der Körper zurückkehrt. Die Theorie des Sollgewichts ist in der medizinischen Fachwelt umstritten (manche sagen, sie habe kaum eine wissenschaftliche Grundlage), aber die hormonelle Regulierung des Gewichts wird schon akzeptiert. Das heißt, unser Gewicht wird durch das Zusammenspiel verschiedener Hormone im Körper reguliert. Insulin zum Beispiel fungiert als Rezeptor, der den Zellen sagt, wann sie Glukose zur Energiegewinnung verbrauchen sollen. Es ist nicht so, dass fettleibigen Menschen die Selbstkontrolle fehlt, sondern eher so, dass ihre Hormone aus dem Gleichgewicht geraten sind. Denken Sie daran, dass ein hoher Insulinspiegel zu einer Insulinresistenz führt und dass mehr Glukose, die nicht verwendet wird, in Viszeralfett umgewandelt wird. Fett ist gleichbedeutend mit Gewichtszunahme. Insulin und Insulinresistenz erhöhen effektiv das Sollgewicht, was dazu führt, dass die Menschen auf Dauer noch mehr zunehmen. Diese Art der Gewichtszunahme ist schwer zu reduzieren und das wird mit der Zeit sogar noch schwieriger. Egal, wie viele Diäten Sie machen und wie viel Sport Sie treiben, Sie werden das Sollgewicht nicht reduzieren können, weil Ihre Diät nicht die eigentliche Ursache bekämpft. Die Grundursache ist Insulin.

Jahrzehntelang haben die Menschen die Idee vorangetrieben, dass die Kalorienzufuhr geringer sein muss als die Kalorienabfuhr, wenn man abnehmen will. Aber wie wir anhand der Homöostase gesehen haben, ist das einfach nicht wahr. Wenn die Kalorienzufuhr reduziert wird, passt sich die Kalorienabfuhr an die Veränderung an und sinkt ebenfalls. Sie ernten nicht den geringsten Nutzen für all die Mühen der Kalorienbeschränkung. Diese Denkweise ist in dem Mythos verwurzelt, dass Kalorien die irreduzible Einheit der Energie sind und dass alle Kalorien gleich sind. Von den drei Makronährstoffen Eiweiß, Kohlenhydrate und Nahrungsfette verursachen alle drei unterschiedliche hormonelle Reaktionen im Körper.

Proteine werden in ihre jeweiligen Aminosäuren aufgespalten und neu kombiniert, um neue Hormone, Muskeln und Gewebe zu bilden. Nahrungsfette werden in Fettsäuren umgewandelt. Kohlenhydrate (Zuckerketten) werden entweder direkt in Form von Glukose verwertet oder im Falle von Dingen wie Fruktose zunächst in Glukose umgewandelt. Wir wissen bereits, dass Zucker und raffinierte Kohlenhydrate den Insulinspiegel in die Höhe treiben. Die Glukose aus dem aufgenommenen Kohlenhydrat wird entweder zur Energiegewinnung genutzt oder in Körperfett gespeichert.

Zusätzliche Vorteile einer kohlenhydratarmen Ernährung

Neben den offensichtlichen Vorteilen der Senkung des Blutzucker- und Insulinspiegels haben kohlenhydratarme Diäten eine Vielzahl von versteckten Vorteilen, die Sie nur erfahren können, wenn Sie die Umstellung vornehmen.

1. Erhöhte Energiewerte

Bei den kohlenhydratarmen Diäten fühlen Sie sich voller Energie. Sie werden sich nicht nach jeder Mahlzeit lausig fühlen. Viele Menschen schreckt die kohlenhydratarme Diät ab, weil sie befürchten, dass sie keine Energie haben werden. Dies ist ein weitverbreiteter Irrglaube und hängt mit der anfänglichen „Flaute" zusammen, die Sie nach der Umstellung spüren könnten. Für Ihren Körper wird die Diät ungewohnt sein und der Anfang ist hart. Ihr Körper wird nach zusätzlichem Zucker suchen, um ihn als Energie zu verbrennen, aber da nur sehr wenig zugeführt wird, wird er vorhandene Glykogenspeicher umwandeln. Schließlich wird Ihr Körper stattdessen auf die Verbrennung von Fett zur Energiegewinnung umschalten. Dies fördert nicht nur die Gewichtsabnahme, sondern bietet Ihnen eine konstante Energiequelle. Blutzuckerabstürze gehören dann der Vergangenheit an.

2. Weniger Angst und Depression

Der Zusammenhang zwischen Zucker, raffinierten Kohlenhydraten und Depressionen ist schon lange bekannt. Zucker ist eine hochgradig süchtig machende Substanz, die Rezeptoren für Süßes im Gehirn dazu verleiten kann, sie mit Belohnungen zu assoziieren. Gerade Desserts bewirken, dass das Gehirn nach mehr und mehr der weißen Substanz verlangt. Das Suchtpotenzial von Zucker wird mit dem von harten Drogen verglichen. Jede ernsthafte Sucht kann depressive Auswirkungen haben, und zwar nicht nur die von Drogen.

Wenn Sie Zucker aus Ihrer Ernährung streichen, wird die Sucht unterbrochen. Sie denken wahrscheinlich, dass Sie nicht süchtig nach Zucker sind, aber das ist schwer mit Sicherheit zu sagen. Fast jedes verarbeitete Lebensmittel enthält heute Zucker. Selbst harmlose Lebensmittel wie Soßen und andere Würzmittel können Spuren von Zucker enthalten. Sogenannte „gesunde" Frühstückszerealien sind neben Fruchtsäften notorische Übeltäter. Einige dieser Produkte enthalten Maissirup mit einem hohen Fruktosegehalt, ein Zuckerprodukt, das aus verarbeitetem Mais hergestellt wird. Maissirup mit hohem Fruchtzuckergehalt ist sogar noch schlimmer als Zucker, da es sich dabei um fast reine Fruktose handelt.

Trostessen ist schlimmer, als Sie vielleicht denken. Wir neigen dazu, zuckerhaltige Dinge zu essen, wenn wir traurig, gestresst oder ängstlich sind, weil sie uns ein gutes Gefühl geben. Dieses gute Gefühl ist im Wesentlichen eine Genussreaktion der Rezeptoren für Süßes, aber es ist nur ein vorübergehendes

Hoch. Und wie verlängern Süchtige dieses
temporäre Hochgefühl? Indem sie mehr von
dem Zeug essen. Das Endergebnis ist, dass
Sie sich durch den Zuckerabsturz miserabel
fühlen und dass das, was Sie in erster Linie
traurig, gestresst oder ängstlich gemacht hat,
immer noch da ist.

3. Besserer Schlaf

Menschen, die eine kohlenhydratarme Diät
machen, berichten, dass sie besser schlafen
als diejenigen, die dies nicht tun. Die ersten
Nächte können hart sein, weil Ihr Körper
nicht an die Diät gewöhnt ist. Aber nach den
anfänglichen Startschwierigkeiten läuft es in
geregelten Bahnen und Sie erfahren einen
tiefen Schlaf. Die genauen Mechanismen des
Einflusses der Diät auf den Schlaf sind nicht
bekannt, aber einige Studien haben gezeigt,
dass Menschen, die sich kohlenhydratarm
ernähren, mehr Zeit in der Tiefschlafphase
verbringen. Anekdotische Evidenz bestä-
tigt diese Ergebnisse bei Menschen, die eine
kohlenhydratarme Diät einhalten. Sie erleben
einen besseren Schlaf, weniger Schlaflosigkeit
und fühlen sich am Morgen ausgeruhter.

4. Kann vor Krebs schützen

Sobald eine Zelle krebsartig wird, hat der
Tumor einen unstillbaren Hunger nach Res-

sourcen. Für Menschen mit hohen Blutzuckerwerten ist das eine schlechte Nachricht,
denn für den Tumor stehen dadurch riesige
Mengen an Energie zur Verfügung, von denen er sich ernähren kann. Viele Krebszellen
sind mit Insulinrezeptoren ausgestattet, die
dadurch auch von einem hohen Insulinspiegel im Blut profitieren. Eine kohlenhydratarme Diät senkt sowohl den Insulin- als auch
den Blutzuckerspiegel effektiv, was sie zu einer möglichen Behandlung für Menschen mit
Krebsrisiko macht.

5. Heißhunger überwinden

Eine kohlenhydratarme Ernährung macht satter und ist ein One-Way-Ticket aus dem Kreislauf des Heißhungers nach Zucker. Wenn Sie
sich an die Diät halten, wird Ihr Heißhunger
auf Nervennahrung sinken. Sie werden sich
nach den Mahlzeiten satter fühlen und es sich
zweimal überlegen, bevor Sie etwas Süßes in
die Hand nehmen, nur um einen Energieschub zu bekommen. Wenn Sie eine Vorliebe
für Süßes haben, werden Sie, je länger Sie auf
Zucker verzichten, umso weniger Lust verspüren, zu Ihren zuckerhaltigen Gewohnheiten zurückzukehren. Wie Sie später in diesem
Buch lernen werden, muss eine kohlenhydratarme Ernährung nicht zwangsläufig schlecht
schmecken. Sie wird vielleicht nicht immer süß

sein, aber Sie werden sicherlich nicht für den Rest Ihrer Tage Pappe essen.

6. Geringeres Risiko einer Herzerkrankung

Eine Auswirkung der fettarmen Ernährung bestand darin, dass den Kohlenhydraten mehr Bedeutung beigemessen wurde. Traditionell bestand die untere Reihe oder das Fundament der Ernährungspyramide aus Brot, Nudeln, Getreide, Zerealien, stärkehaltigem Gemüse und so weiter. Heute ist es üblicher, dass die unterste Reihe dem Wasser gewidmet ist. Der Krieg gegen Fett schuf eine künstliche Schwemme an Kohlenhydraten. Kohlenhydrate lassen den Blutzuckerspiegel direkt in die Höhe schnellen und setzen den Kreislauf der Insulinresistenz in Gang. Es ist kein Wunder, dass Fettleibigkeit und Diabetes während der nationalen Kampagne gegen Fett zunahmen.

Eine kohlenhydratarme Ernährung, die viel tierisches Eiweiß und Fett enthält, kann das kardiovaskuläre Risiko weit besser senken als eine fettarme Ernährung. Warum ist das so? Weil sie all die Mechanismen umkehrt, die Diabetes zu einem solchen kardiovaskulären Risiko machen. Sie senkt den Blutzuckerspiegel, wodurch der Einfluss der Glukotoxizität auf die Blutgefäße verringert wird. Sie senkt das Viszeralfett in den Organen, das die zentrale Adipositas verursacht.

Aber ist eine fettreiche Ernährung nicht auch cholesterinreich? Ja, diese Ernährungsweisen sind cholesterinreich. Denken Sie an Eier, eine wichtige Cholesterinquelle in unserer Ernährung. Obwohl der Cholesterinspiegel hoch ist, überträgt er sich nicht direkt auf das Blutcholesterin. Obwohl gesättigte Fette das LDL oder schlechte Cholesterin erhöhen, erhöhen sie gleichzeitig auch das HDL oder gute Cholesterin. In den letzten Jahren wurden gesättigte Fette und fettreiche Diäten als gesund akzeptiert. Diäten mit einem hohen Anteil an Kohlenhydraten (insbesondere raffinierte, einschließlich Zucker) werden jetzt mit einem größeren Risiko für Herzerkrankungen in Verbindung gebracht als fettreiche Diäten.

7. Vorteile für das Gehirn

Selbst bei einer kohlenhydratarmen Diät nutzt der Körper einen Prozess namens Glykogenese, um neue Glukose zu erzeugen. Die Glykogenese kann entweder Glykol aus gespeichertem Fett oder Aminosäuren, die aus Proteinen gebildet werden, in Glukose umwandeln. Zusätzlich kann der Körper durch den Prozess der Ketose dem Gehirn Energie zuführen, die aus Ketonen gewonnen wird. Wenn Sie sich Sorgen machen, ob Ihr Gehirn genug Energie bekommt, können Sie sicher sein, dass eine kohlenhydratarme Ernährung

Ihren wertvollen Denkmuskel mit der nötigen Energie versorgt. Das heißt natürlich, wenn Sie sich an die empfohlene Kalorienzufuhr halten.

Gibt es einen Unterschied zwischen einem Gehirn, das mit reiner Glukose versorgt wird, und einem Gehirn, das mit Ketonen oder aus Fett gewonnener Glukose versorgt wird? Die Auswirkungen auf die Gehirnfunktion sind wenig erforscht, aber einige vorläufige Studien haben versteckte Vorteile gefunden. Studien an älteren Mäusen, die eine ketogene, kohlenhydratarme Diät verabreicht bekamen, verzeichneten zum Beispiel eine verbesserte kognitive Funktion. Darüber hinaus wurde ein Zustand namens „kongenitaler Hyperinsulinismus" erfolgreich mit einer ketogenen kohlenhydratarmen Diät behandelt. Kongenitaler Hyperinsulinismus ist durch einen hohen Insulinspiegel gekennzeichnet, der zu extremer Hypoglykämie führt, die Gehirnschäden verursachen kann.

Wer an Typ-2-Diabetes leidet, hat ein erhöhtes Risiko, an Alzheimer zu erkranken. Eine aktuelle Studie geht sogar so weit zu sagen, dass Alzheimer eigentlich das Endstadium von Typ-2-Diabetes ist. Die Insulinmengen, die ein Typ-2-Diabetiker produziert, um der Insulinresistenz entgegenzuwirken, sind Gift für das Gehirn. Was kann man tun, um das Fortschreiten der Alzheimerkrankheit bei denjenigen zu stoppen, die gefährdet sind? Nun, eine Studie fand heraus, dass ältere Risikopatienten bereits nach sechs Wochen ihr Gedächtnis verbesserten, indem sie auf eine kohlenhydratarme Ernährung umstellten.

Die verschiedenen Arten von kohlenhydratarmen Diäten

Bisher haben Sie viel über die kohlenhydratarme Diät erfahren, aber Sie möchten wahrscheinlich genauere Informationen. Ich habe bereits zwei mögliche Varianten im vorherigen Abschnitt erwähnt, und das sind die ketogene und die paläolithische Diät. Es gibt viele verschiedene Low-Carb-Diäten, aber sie tun alle mehr oder weniger das Gleiche. Suchen Sie sich diejenige aus, die für Sie und Ihre Ziele am besten geeignet ist. Im Folgenden werde ich einen allgemeinen Überblick über einige der beliebtesten kohlenhydratarmen Diäten geben.

Low Carb High Fat (LCHF)

Die Low-Carb-High-Fat-Diät ist eine der effektivsten Methoden zur Behandlung von Diabetes. Kohlenhydrate werden auf ein Minimum beschränkt, während der Proteinkonsum moderat und der Fettkonsum hoch ist. Alle Formen von Milchprodukten

sind erlaubt, einschließlich der gefürchte-
ten Vollmilch und Käse. Diese Diät senkt
sowohl das Gewicht als auch den Insulinspiegel – die perfekte Kombination, um
Übergewicht und Diabetes gleichzeitig zu
bekämpfen. Die moderne Fettpropaganda
hat alle Fettquellen in der Nahrung als Kil-
ler gebrandmarkt. Die Wahrheit zum The-
ma Nahrungsfett ist jedoch vielschichtiger.
Herzkrankheiten sind die Nummer eins der
Krankheiten, die die Gesundheitsbehör-
den anführen, wenn es um die Gefahren
von Fett geht. Das Gleiche gilt für die Ver-
fechter fettarmer Diäten, die in den 1970er-
Jahren begannen, als in Amerika vermehrt
Herzkrankheiten auftraten.

Gesunde Fette stammen aus fetten Fleisch-
stücken, Fisch, ganzen Eiern und Vollmilch-
produkten. Nüsse mit hohem Fettgehalt und
Avocados sind ebenfalls fettreiche Nahrungs-
quellen. Pflanzliche Öle und Butter können
beim Kochen aller Ihrer Mahlzeiten verwendet werden. Das Kochen mit Öl ist sowohl
geschmacklich als auch vom Fettgehalt her
gesünder. Proteine befinden sich in ganz
normalen Fleisch- und Milchprodukten.
Die meisten Proteine sind gut für Ihre Ernährung, Sie können sich also Ihre Favoriten
aussuchen. Da Sie aber auch einen hohen
Fettanteil anstreben, sollten Sie sehr mageres
Fleisch vermeiden. Wenn Sie Geflügel mö-

gen, lassen Sie immer die Haut dran, um den Fettgehalt zu erhöhen.

Der Kohlenhydratgehalt in diesen Diäten kann variieren. Extrem niedrige Kohlenhydratzahlen werden nicht empfohlen. Zucker sind raffinierte Kohlenhydrate, die nicht erlaubt sind. Bei einer sehr strengen LCHF-Diät sollten Sie die Kohlenhydratzahl bei unter 20 g pro Tag halten. Für eine moderate LCHF-Diät sollten Sie etwa 20–50 g Kohlenhydrate verwenden. Und für eine liberale LCHF-Diät verwenden Sie 50–100 g.

Da LCHF streng auf Kohlenhydrate ausgerichtet ist, sollten Sie wahrscheinlich die meisten Früchte meiden.

Die ketogene Diät

Die ketogene Diät ist im Grunde eine sehr strenge LCHF-Diät. Vom Kohlenhydratkonsum wird extrem abgeraten, da der Schwerpunkt auf der Fettverbrennung liegt. Wie bei der LCHF-Diät und anderen kohlenhydratarmen Diäten wird ein größerer Wert auf Vollwertkost gelegt. Kein Zucker, keine raffinierten Kohlenhydrate und wenig Obst.

Als solche gilt die Keto-Diät als „extrem", insbesondere für Diabetiker. 20 g Kohlenhydrate können z. B. in nur einer Tasse stärkehaltigem Gemüse enthalten sein. Damit eine ketogene Diät so funktioniert, wie sie gedacht ist, muss sich der Diäthalter vollständig an die Diätrichtlinien und den angestrebten Makronährstoffverbrauch halten. Das Motto lautet „ganz oder gar nicht". Folglich können Sie die meisten Früchte nicht essen und definitiv nicht mehr als 20 g Kohlenhydrate. Keto-Diäten funktionieren, indem sie den Körper in einen Stoffwechselzustand namens „Ketose" versetzen. Jeder, der diese Diät ernsthaft anwenden möchte, muss zunächst verstehen, wie die Ketose entsteht.

Wenn dem Körper die Glukose ausgeht, die er als Energie verwenden kann, wendet er sich stattdessen dem Fett zu. Ketone, kurz für „Ketonkörper", sind die Nebenprodukte von Fett, das zur Energiegewinnung abgebaut wird. Wenn der Blutzuckerspiegel sinkt, sinkt auch das Insulin, da es sich nicht mehr an die Zellrezeptoren binden und die Glukose hineinlassen muss. Der Körper sucht dann nach einer alternativen Nahrungsquelle, nämlich Fett. Die Chancen stehen gut, dass Ihr Körper in Ihrem täglichen Leben bereits eine Ketose durchlaufen hat. Langes Fasten, z. B. während des Schlafs, kann die Glukose- und Glykogenspeicher entleeren, was zu einem Zustand der Ketose führt. Das Gleiche gilt für anstrengendes Training, Hungern und natürlich, wenn Sie sich kohlenhydratarm ernähren.

Thomas Schönfeld

Diese Ketone sind in der Lage, praktisch jeden Teil Ihres Körpers mit Energie zu versorgen. Sie müssen sich keine Sorgen machen, dass es Ihrem Gehirn Schwierigkeiten bereiten wird, da es Ketonkörper direkt zur Energiegewinnung nutzen kann. Genau wie beim Blutzucker ist es möglich, dass sich überschüssige Ketone im Blut anreichern. Der Ketonspiegel wird normalerweise in Millimol pro Liter (mmol/L) angegeben. Ein negativer Ketonwert liegt unter 0,6 mmol/L, ein niedriger bis mittlerer Wert liegt zwischen 0,6 und 1,5 mmol/L, ein hoher Ketonwert liegt zwischen 1,6 und 3,0 mmol/L und ein sehr hoher Ketonwert liegt über 3,0 mmol.

Es gibt verschiedene Möglichkeiten, auf Ketonkörper zu testen. Sie können auf einen Teststreifen pinkeln, um Ketone im Urin zu testen. Diese Streifen sind preiswert und leicht erhältlich, werden aber umso ungenauer, je länger Sie in Ketose sind. Sie können auch das gleiche Blutzuckermessgerät verwenden, das Sie zum Testen des Blutzuckers verwenden. Sie brauchen nur einen anderen Teststreifen, der speziell auf Ketone im Blut ausgerichtet ist. Diese Methode ist sehr genau, aber die Streifen sind in der Regel teuer. Eine letzte Möglichkeit, auf Ketone zu testen, besteht in der Verwendung eines Atemgeräts wie ACE

KETOSCAN, das auf die Menge eines bestimmten Ketons in Ihrem Atem testet.

Neben dem manuellen Testen dieser Werte
gibt es verräterische Anzeichen, die darauf
hinweisen, dass Sie sich in einem Zustand
der Ketose befinden. Da einer der Ketonkörper namens Aceton den Körper über den
Atem verlässt, leiden Menschen in Ketose
leider unter Mundgeruch. Dem kann man
mit Zahnpflegeprodukten und zuckerfrei-
em Kaugummi leicht entgegenwirken. Sie
werden auch eine anfängliche Flaute spüren,
wenn Ihr Blutzucker zu sinken beginnt. Sie
werden die gleichen Symptome wie bei einer
Hypoglykämie erleben. Wenn Sie regelmäßig
Sport treiben, werden Sie einen anfänglichen
Abfall Ihrer sportlichen Leistungsfähigkeit
erleben, da die Hauptenergiequelle in den
Muskeln, das Glykogen, aufgebraucht ist.
Wenn Ihr Körper jedoch erfolgreich in die
Ketose übergeht, werden Sie ein erhöhtes
Energieniveau und einen verminderten Ap-
petit erleben.

Als Diabetiker, der sich in die ketogene Diät
begibt, besteht eine erhebliche Sorge um erhöhte Ketonwerte, da diese zu einem Zustand
namens Ketoazidose führen können. Dieser
Zustand wird meist mit Typ-1-Diabetikern in
Verbindung gebracht, weil ihnen die Fähigkeit
fehlt, selbst neues Insulin zu bilden. Sprechen

Sie in jedem Fall mit Ihrem Arzt, bevor Sie mit dieser Art von Diät beginnen.

Low Carb Paleo

Eine Paläo-Diät („Paleo steht kurz für „Paläolithikum") konzentriert sich auf alle natürlichen, nicht verarbeiteten Lebensmittel, die frühe Menschen typischerweise essen konnten. Aufgrund dieser zusätzlichen Einschränkung können Sie nicht alle Formen von Milchprodukten, Hülsenfrüchten und Getreide essen. Die frühen Menschen züchteten kein Vieh und betrieben noch keine Landwirtschaft. Auch die meisten stärkehaltigen Gemüsesorten sind nicht erlaubt. Praktiker der Paleo-Ernährung werden Ihnen sagen, dass weiße Kartoffeln ein großes Tabu sind, Süßkartoffeln hingegen völlig in Ordnung sind.

Obwohl auf Eiweiß Wert gelegt wird, dürfen Sie nichts essen, was übermäßig verarbeitet ist. In neun von zehn Fällen bedeutet dies, dass Sie frisch vom Metzger essen oder Honig von Bio-Bienen wählen müssen. Freilandhaltung ist ebenfalls eine beliebte Wahl. Sie können die meisten Würste, Speck und abgepackte Wurstwaren nicht essen. Sie können alle Arten von frischem Fisch, Eiern und magere Teile von Geflügel, Schweine- und Rindfleisch genießen. Alle nicht stärkehaltigen Gemüsesorten sind erlaubt, einschließlich Paprika, Brokkoli, Spinat und Grünkohl. Sie können auch jede Sorte von Obst und Nüssen genießen. Die meisten Ihrer Kohlenhydrate werden Sie in Form von Obst und nicht-stärkehaltigem Gemüse zu sich nehmen.

Die Atkins-Diät

Die Atkins-Diät wurde von einem Arzt namens Robert Atkins populär gemacht, um die Gewichtsabnahme zu fördern. Die erste Iteration der Diät bestand aus einem stark kontrollierten Kohlenhydratkonsum, vielem Eiweiß und Fetten. Zum größten Teil durften die Diätteilnehmer ihre Makronährstoffe frei wählen, solange sie auf einen niedrigen Kohlenhydratkonsum achteten. Als die Diät in den 1970er-Jahren zum ersten Mal populär wurde, bekam sie einen schlechten Ruf von Gesundheitsexperten, weil diese glaubten, dass sie die Diätteilnehmer einem größeren Risiko für Herz-Kreislauf-Erkrankungen aussetzt. Viele hielten Atkins und andere kohlenhydratarme Diäten für „Modediäten" und nicht für ernsthafte, evidenzbasierte Behandlungen zur Gewichtsabnahme. Leider hat sich der schlechte Ruf dieser Diät bis in die heutige Zeit gehalten. Als die Diät zum ersten Mal eingeführt wurde, haben die Menschen wie bei jeder anderen Diät Gewicht verloren. Allerdings nahmen sie noch während der Diät das meiste Gewicht auch wieder zu. Seitdem wurde

Thomas Schönfeld

die Diät überarbeitet, um den hohen Fleischanteil zu korrigieren, der dazu führen kann, dass die Diätteilnehmer wieder zunehmen. Die Diät hat im Laufe der Jahre mehrere Iterationen durchlaufen. Eine solide Version davon existiert heute unter dem Namen Atkins 40, der sich auf die Anzahl der Kohlenhydrate bezieht, die Sie täglich essen dürfen.

Zusätzlich zu 40 g Kohlenhydraten dürfen Sie täglich drei Portionen Eiweiß und zwei bis drei Portionen Fett aus zugesetzten Fetten zu sich nehmen. Jede Portion Eiweiß wiegt zwischen 113 und 170 g, und jede Portion Fett entspricht etwa einem Esslöffel. Wenn Sie die Anzahl der Kohlenhydrate auf die einzelnen Mahlzeiten aufteilen, können Sie drei Mahlzeiten mit 10 g Kohlenhydraten und zwei Zwischenmahlzeiten mit 5 g über den Tag verteilt zu sich nehmen, oder wie Sie es wünschen. 15 g dieser Kohlenhydrate sollten aus sechs bis acht Portionen „Basisgemüse" stammen. Dazu gehören sowohl stärkehaltige als auch nicht stärkehaltige Sorten. Beachten Sie, dass diese Grammanzahl als „Netto-Kohlenhydrate" berechnet wird, d. h. Gesamtkohlenhydrate minus Ballaststoffe minus Zuckeralkohole. Die anderen 25 g Kohlenhydrate können aus verschiedenen Quellen stammen, die Sie auswählen. Es können Milchprodukte, Alkohol, Brot, Nudeln, usw. sein. Die einzigen Dinge, die Sie nicht essen können, sind raffinierte Kohlenhydrate und Zucker.

Die Banting-Diät

Die Banting-Diät ist ein Name für eine allgemeine Klasse von kohlenhydratarmen Diäten, die den Lehren von William Banting und seinem Erfolg beim Abnehmen folgen. Auch die Banting-Diät folgt dem bekannten Mantra, nur natürliche Lebensmittel zu essen und Zucker und raffinierte Kohlenhydrate einzuschränken. Die Kalorien, die Sie durch die eingesparten Kohlenhydrate nicht zu sich nehmen, sollten eher aus Fett als aus Eiweiß stammen. Dies schließt den Kauf fetter Fleischstücke ein. Anstatt raffinierte Kohlenhydrate komplett zu eliminieren, soll man deren Konsum bei der Banting-Diät lediglich begrenzen. Der Kohlenhydratkonsum sollte nicht mehr als 50 oder 60 g pro Tag betragen, wobei der Großteil davon aus nicht raffinierten Kohlenhydraten stammen sollte. Die endgültige Aufteilung der Makronährstoffe lautet: 10–15 % Kalorien aus Kohlenhydraten, 15–25 % Kalorien aus Proteinen und 60–70 % Kalorien aus Fett. Wie Sie sehen können, wird Ihr Fettkonsum weitgehend bestimmen, wie viel Eiweiß und Kohlenhydrate Sie zu sich nehmen.

Richtlinien der Low-Carb-Diät

Die Anzahl der Kalorien, die Sie bei der kohlenhydratarmen Diät zu sich nehmen, hängt von Ihrem Alter, Ihrem Geschlecht, Ihrem aktuellen Gewicht und davon ab, wie aktiv Sie sind. Wenn Sie abnehmen möchten, sollten Sie vielleicht auch etwas weniger essen. Im Allgemeinen können Sie mit einer kohlenhydratarmen Diät auch bei einem Kalorienüberschuss abnehmen, da Sie mehr Fett als Glukose verbrennen. Wenn Sie übergewichtig sind oder einen hohen BMI haben, können Sie in Betracht ziehen, etwas weniger zu essen.

Hier sind einige allgemeine Kalorienrichtlinien für alle Altersgruppen. Beachten Sie, dass Ihr Arzt Ihnen wahrscheinlich einen Kalorienzielbereich nennen wird. Kohlenhydratarme Diäten sind sowohl für ältere Menschen als auch für Kinder unter 18 Jahren geeignet.

Kinder

Kleine Kinder sind von Natur aus sehr aktiv und benötigen im Verhältnis zu ihrer Größe möglicherweise eine hohe Kalorienzahl. Außerdem laufen sie eher Gefahr, Junkfood zu essen. Lebensmittelhersteller neigen dazu, kleine Kinder mehr als jede andere Altersgruppe anzusprechen, wenn es darum geht, zuckerhaltige raffinierte Kohlenhydrate zu verkaufen. Kinder haben auch eine natürliche Vorliebe für süße Dinge wie Süßigkeiten und Fruchtsäfte. Wenn Ihr Kind Diabetiker ist, müssen Sie ihm den Zugang zu solchen Lebensmitteln verwehren. Da Ihr Kind noch minderjährig ist, müssen Sie seinen Diabetes an seiner statt verwalten.

Kalorischer Bedarf

Kinder im Alter von vier bis 13 Jahren benötigen etwa 1.200 bis 1.600 Kalorien, wenn sie einen sitzenden Lebensstil führen, 1.400 bis 2.000, wenn sie mäßig aktiv sind, und 1.400 bis 2.200, wenn sie aktiv sind. Mäßig aktive Kinder üben eine körperliche Aktivität aus, die dem Zurücklegen von 2,5 bis 5 Kilometer pro Tag entspricht, und aktive Kinder entsprechend mehr als das Äquivalent von 5 km pro Tag.

Erwachsene

Erwachsene haben ein höheres Risiko für einen sitzenden Lebensstil als Kinder, insbesondere diejenigen, die einen Bürojob haben. Allerdings variiert ihr Kalorienbedarf je nach Gewicht stärker. Die kohlenhydratarme Diät ist ein Favorit bei denjenigen, die abnehmen wollen und bei denen, die unter Glutenunverträglichkeiten leiden.

Kalorischer Bedarf

Um den Kalorienbedarf für Erwachsene zu berechnen, müssen Sie zunächst den Grundumsatz (auch BMR, engl. „Basal Metabolic Rate") berechnen. Beachten Sie, dass es knifflig ist, dies außerhalb einer Laborumgebung zu tun. Und selbst dann verschiebt sich der BMR ständig, um die Kalorienzufuhr zu decken. Sie können eine ziemlich gute Schätzung mit einer Online-Formel berechnen. Normalerweise berücksichtigen diese Formeln Ihr Geschlecht, Ihren Körperfettanteil und Ihre tägliche körperliche Aktivität durch Arbeit und Sport. Sie können auch Ihren Arzt nach den aussagekräftigsten Tests fragen.

Es ist sehr wichtig, dass Sie wissen, wie viel Kalorien Sie zu sich nehmen sollten. Wenn alles andere fehlschlägt, können Sie die folgenden Richtlinien verwenden, um Ihren Kalorienbedarf „ins Auge zu fassen":

1.200 bis 1.600 Kalorien pro Tag, wenn
- Sie eine kleine Frau sind, die trainiert,
- Sie eine kleine bis mittelgroße Frau sind, die abnehmen möchte,
- Sie eine mittelgroße, meist sitzende Frau sind.

1.600 bis 2.000 pro Tag, wenn
- Sie eine große Frau sind, die abnehmen möchte,
- Sie ein kleiner Mann mit gesundem Gewicht sind,

- Sie ein mittelgroßer, sitzender Mann sind,
- Sie ein mittelgroßer oder großer Mann sind, der abnehmen möchte.

2.000 bis 2.400 pro Tag, wenn
- Sie ein mittelgroßer oder großer Mann sind, der einen körperlich anstrengenden Beruf ausübt oder regelmäßig trainiert,
- Sie ein großer Mann mit gesundem Gewicht sind,
- Sie eine mittelgroße oder große Frau sind, die einen körperlich anstrengenden Beruf ausübt oder Sport treibt.

Senioren

Ältere Menschen profitieren von einer kohlenhydratarmen Ernährung, da sie dadurch ihren Anteil an gesunden Fetten und Proteinen erhalten und wenig bis gar keinen Zucker oder raffinierte Kohlenhydrate zu sich nehmen. Ältere Menschen haben möglicherweise einen zusätzlichen Bedarf an Natrium und Ballaststoffen, daher sollten die Kohlenhydrate viel Blattgemüse und anderes Gemüse enthalten. Reichlich Natrium kann aus Knochenbrühen gewonnen werden. Senioren profitieren auch von den vielen Nährstoffen in einer mäßig proteinreichen Ernährung. Dazu gehören Eisen, Vitamin B12 und Vitamin D.

Senioren können die oben genannten Kalorienrichtlinien für Erwachsene verwenden.

Ihre kohlenhydratarme Ernährung anpassen

Sobald Sie Ihren täglichen Kalorienbedarf kennen
und sich für eine Diät entschieden haben, können Sie
damit beginnen, Ihre Ernährung an Ihre Bedürfnisse
anzupassen. Es gibt im Internet viele ohne Weiteres
verfügbare Ernährungspläne für Low Carb, aber Sie
sollten auch lernen, wie Sie den Energiegehalt und
die Makronährstoffe selbst berechnen können. Wenn
Ihre tägliche Kalorienzufuhr beispielsweise 2.200 beträgt, müssen Sie Ihre Nahrung entsprechend den
korrekten Makronährstoff-Verhältnissen aufteilen.
Kohlenhydrate und Proteine enthalten beide vier
Kalorien pro Gramm, während die viel dichteren
Nahrungsfette neun Kalorien pro Gramm enthalten.
Da kohlenhydratarme Diäten einen hohen Fettanteil
haben, werden Sie, bezogen auf das Bruttogewicht,
weniger Nahrung zu sich nehmen. Der Einfachheit
halber werden wir die Netto-Kohlenhydrate zur Berechnung der Kalorien verwenden.

Das LCHF-Verhältnis

Das Verhältnis bei der LCHF-Diät hängt davon ab,
mit welcher Version der Diät Sie arbeiten. Ein moderates LCHF erfordert 20–50 g Kohlenhydrate.

2.200 Kalorienbedarf

50 g Netto-Kohlenhydrate = 200 Kalorien (9 %)
140 g Eiweiß = 560 Kalorien (25 %)
161 g Fette = 1.452 Kalorien (66 %)

Das ketogene Verhältnis

Die Keto-Makronährstoffe sind ein wenig komplizierter und hängen von Ihren körperlichen Eigenschaften sowie Ihrem Aktivitätsniveau ab. 20 g Kohlenhydrate gelten allgemein als die richtige Menge für die Einleitung der Ketose. Fügen Sie 10–20 g hinzu, wenn Sie ein Sportler mit hohem Kohlenhydratbedarf sind.

Für die Berechnung des Anteils an Proteinen müssen Sie zunächst Ihren Anteil an Fetten ermitteln. Sie müssen sowohl Ihr Gewicht als auch Ihren Körperfettanteil kennen:

Gesamtfett = Körpergewicht × Körperfettanteil

Berechnen Sie Ihre fettfreie Körpermasse:

Fettfreie Körpermasse = 100 - Körperfettanteil × 100
Teilen Sie durch 100, um Ihr Muskelgewicht zu erhalten.

Muskelgewicht = fettfreie Körpermasse / 100

Ermitteln Sie nun Ihre gesamte fettfreie Körpermasse:

Gewicht × Muskelgewicht = Fettfreie Körpermasse

Hier ein Beispiel bei einem Gewicht von 72,57 kg und einem Körperfettanteil von 20 %:

72,57 kg × 0,20 = 14,52 kg Körperfett
100 - 0.20 × 100 = 80 % fettfreie Körpermasse
80 / 100 = 0,80 Muskelgewicht
72,57 kg × 0,80 = 58,06 kg fettfreie Körpermasse

Dann berechnen Sie Ihren Proteinbedarf, indem Sie die fettfreie Körpermasse mit den „Proteingramm" multiplizieren.

58,06 × 1,76 = 102

Diese 1.76 g Protein pro Kilogramm fettfreier Masse sind nur eine Empfehlung. Sie können alles von 1.54–2,20 g Protein pro Kilogramm verwenden.

Der Rest Ihrer Makronährstoffe sollte dann Fett sein.

20 g Netto-Kohlenhydrate = 80 Kalorien (3 %)
102 g Eiweiß = 408 Kalorien (18 %)
193 g Fett = 1737 Kalorien (79 %)

Das Low-Carb-Paleo-Verhältnis

Hier ist ein Beispiel für eine Paleo-Diät mit einer geringen bis moderaten Anzahl an Kohlenhydraten:

83 g Netto-Kohlenhydrate = 330 Kalorien (15 %)
165 g Eiweiß = 660 Kalorien (30 %)

158 g Fett = 1.430 Kalorien (65 %)

Das Atkins-40-Verhältnis

Die Atkins-40-Diät basiert auf einer Anzahl von Portionen und nicht auf einer strengen Zählung der Makronährstoffe. Die einzige feste Vorgabe sind 40 g Kohlenhydrate. An Proteinen sollten es drei Portionen von 113–170 g sein. Zusätzlich können Sie zwei bis vier Portionen Fett von je einem Esslöffel zu sich nehmen. Dies ist kalorisch dicht, sowohl von den Protein- als auch von den Fettquellen her. In einem einzigen Teelöffel sind 15 g Fett enthalten. Wenn Sie zwei Esslöffel-Portionen in Gramm umrechnen, erhalten Sie etwa 90.

40 g Netto-Kohlenhydrate = 160 Kalorien
339 g Eiweiß = 1.356 Kalorien
90 g Fett = 810 Kalorien

Bei Verwendung der reinen Minimalwerte erhalten wir einen Nettowert von 2.326 Kalorien, der höher ist als unsere Zielvorgabe von 2.200. Sie können diesen Betrag senken, indem Sie entweder eine Portion Fett oder Eiweiß weglassen.

Das Banting-Diät-Verhältnis

Die Banting-Diät hat überschaubare Rationen, 10–15 % Kohlenhydrate, 15–25 % Eiweiß und 60–70 % Fette.

82 g Netto-Kohlenhydrate = 330 Kalorien (15 %)
137 g = 550 Kalorien (25 %)
146 g = 1.320 Kalorien (60 %)

Sobald Sie verstehen, wie Sie Ihre Makronährstoffe zählen, können Sie Ihre Ernährung mit allen Lebensmitteln anpassen, die zu diesen Makros passen. Der Kaloriengehalt von beliebten Lebensmitteln ist leicht online zu finden, also fangen Sie an zu zählen!

Kapitel 3:
Die Diabetiker-
Lebensmittelliste

Wie im vorherigen Kapitel erwähnt, ist nicht jede Kalorie gleich. Es gibt zwei Hauptwirkungen des Stoffwechsels, auf die Diabetiker achten müssen. Die erste ist der Anstieg des Blutzuckerspiegels und die zweite sind Insulinspitzen. Die Blutzuckerreaktion kann mithilfe einer Skala gemessen werden, die als glykämischer Index bezeichnet wird. Der glykämische Index misst die Wirkung, die Kohlenhydrate zwei Stunden nach dem Verzehr auf den Blutzucker haben. Ein glykämischer Index von 100 kennzeichnet den Höchstwert auf der Skala. Ein Wert von 100 entspricht reiner Glukose, und jedes kohlenhydrathaltige Lebensmittel wird einen Wert darunter erreichen. Der glykämische Index gibt einen guten Hinweis darauf, was Sie essen sollten und was nicht. Vermeiden Sie Lebensmittel, die einen Wert von über 70 haben, und halten Sie sich bei Lebensmitteln mit einem Wert zwischen 55 und 70 zurück. Alles, was unter 55 liegt, gilt als gut; je niedriger, desto besser. Der glykämische Index ist nützlich, aber nicht perfekt. Er misst nicht die Insulinreaktion – der andere Effekt, den Diabetiker steuern müssen. Entgegen der landläufigen Meinung erhöhen alle Lebensmittel den Insulinspiegel, nicht nur Kohlenhydrate. Da Kohlenhydrate jedoch aus Zuckerketten bestehen, haben sie einen erheblichen Einfluss auf den Blutzucker und damit auch auf das Insulin. Lebensmittel, die einen niedrigen Wert auf dem glykämischen Index haben (weniger als 55), werden als niedrigglykämische Lebensmittel bezeichnet. Lebensmittel mit niedrigem glykämischen Index können von Diabetikern bedenkenlos konsumiert werden, während Lebensmittel mit hohem glykämischen Index nur in Maßen verzehrt werden sollten.

Aber auch bei einer kohlenhydratarmen Ernährung gibt es bestimmte Protein- und Fettquellen, die Sie vermeiden sollten.

Kohlenhydrate

Sie wissen bereits, dass Sie die Aufnahme von Kohlenhydraten einschränken sollen. Aber ich denke, es ist eine gute Übung, die einzelnen Lebensmittel durchzugehen, um jede Verwirrung zu vermeiden. Sie werden wahrscheinlich auch neugierig darauf sein, wie einige Kohlenhydrate auf den verschiedenen Indizes rangieren. Eine gute Faustregel besagt, alle verarbeiteten Lebensmittel zu vermeiden, also im Grunde alles, was vorverpackt ist. Wenn Sie dennoch verpackte Lebensmittel essen müssen, achten Sie auf Maissirup mit hohem Fruktosegehalt in der Zutatenliste. Fruktose ist im Grunde genommen nur Zucker, dem ein schicker Name gegeben wurde. Es ist kein Mais, Punkt. Sie müssen die Zutatenliste genau lesen.

Manchmal wird zugesetzter Zucker unter einer Reihe verschiedener Namen versteckt. Dazu gehören Dextrose, Dextrin, Maltol, Maltose, Saccharose, Agavensirup und einige andere. Um eine vollständige Liste dieser Ersatzstoffe zu erhalten, müssen Sie selbst recherchieren. Zuckerzusatz hat die Tendenz, sich direkt vor unseren Augen zu verstecken; deshalb sollten Sie verpackte Lebensmittel gänzlich meiden. Das Essen in Restaurants stellt ebenfalls ein Problem dar, da man nicht immer die Zutatenliste einsehen kann. Soßen und frittierte Speisen enthalten wahrscheinlich Zucker, ohne dass Sie es wissen.

Weißmehl
Glykämischer Index: 85

Mehl wird in einer Vielzahl von zucker- und kohlenhydratreichen Lebensmitteln verwendet, die stark verarbeitet sind. Das moderne Mahlverfahren mahlt Mehl zu so feinen Partikeln, dass sie bei der Einnahme sofort in den Blutkreislauf gelangen und den Blutzuckerspiegel in die Höhe treiben. Es ist nicht überraschend, dass Weißmehl auf dem glykämischen Index so weit oben steht. Weißmehl erhält seine charakteristische weiße Farbe durch ein chemisches Bleichverfahren, das zur Beschleunigung des Alterungsprozesses eingesetzt wird. Wenn in der Zutatenliste nicht angegeben ist, ob das Mehl gebleicht ist oder nicht, können Sie davon ausgehen, dass es gebleicht ist. Das Bleichen führt zu feineren Partikeln und dem Verlust von Spuren anderer Makronährstoffe und Ballaststoffe. Aus diesem Grund ist ungebleichtes Mehl immer besser.

Ungebleichtes Mehl hat auch einen höheren Protein-gehalt, was zu einem härteren Brot führt, aber es ist relativ gesehen gut für Sie.

Lassen Sie sich nicht von den Etiketten auf Weiß-mehlpackungen täuschen. Egal ob es gebleicht oder ungebleicht ist, es ist immer noch ein raffiniertes Getreide. Das bedeutet, dass dem Weizenkorn die Kleie und der Keim entnommen werden und nur das Endosperm übrig bleibt. Es gibt keine Ballaststoffe, B-Vitamine oder Eisen, die normalerweise in unraffi-niertem Weizen enthalten sind.

Unterm Strich: Vermeiden Sie Weißmehl in all seinen Formen. Wenn Sie zu einem besonderen Anlass oder ausnahmsweise ein Dessert essen müssen, greifen Sie zur ungebleichten Variante. Wenn Sie Brot wirklich mö-gen und es ohne schlechtes Gewissen verzehren möch-ten, gibt es mehrere alternative und spezielle Mehle, die einen niedrigeren GI-Index haben. Dazu gehören Wal-nussmehl, Sojamehl, Mandelmehl, Leinsamen, Kicher-erbsenmehl und sogar Kokosnussmehl. Beachten Sie, dass diese Alternativen eher teuer sind.

Angereichertes Mehl
Glykämischer Index: 85+

Wenn Weißmehl schlecht ist, ist angereichertes Mehl noch schlechter. Ein raffiniertes Mehl ist angereichert, wenn die Nährstoffe, die es durch den Mahlprozess verloren hat, dem Endprodukt chemisch wieder hin-zugefügt werden. Es wird zwar als gesünder als die reine Weißmehlvariante beworben, hat aber tendenziell einen höheren glykämischen Index. Dies ist der Inbegriff von verarbeiteten Lebensmitteln: Erst werden Nährstoffe durch mechanisches Mahlen entfernt, dann werden sie chemisch hinzugefügt. Es handelt sich hier um eine gesundheitliche Doppelbelastung. Achten Sie auf diese Art von Mehl in Zutatenlisten. Es findet sich häufig in fertigen Produkten aus Mehl wie Tortillas.

Unterm Strich: Es ist schlechter als normales Mehl und sollte definitiv vermieden werden. Wenn Sie die Vorteile der zusätzlichen Nährstoffe nutzen wollen, ist Vollkornbrot die bessere Option.

Weizenvollkornmehl
Glykämischer Index: 69

Weizenvollkornmehl enthält das gesamte Korn und ist daher gröber als die Weißmehlpartikel. Es hat jedoch immer noch einen mittleren glykämischen Index von 69. Weizenvollkornmehl ist immer noch raffiniert, aber weniger als Weißmehl. Sie erhalten die zusätzlichen Nährstoffe aus dem ganzen Korn und das Mehl ist etwas langsamer zu verdauen als Weißmehl. Die Terminologie auf der Zutatenliste kann ein wenig verwirrend sein. Wenn Sie das Wort „Vollkorn" nicht sehen, dann ist es wahrscheinlich kein Vollkorn. Ein einfaches „Weizen-" oder „Korn"-Brot wurde möglicherweise nicht aus dem ganzen Korn hergestellt. Außerdem werden Brote manchmal nur als „Vollkorn" aufgeführt. Vollkorn bedeutet einfach, dass das Korn von jedem Getreide stammen kann, einschließlich

Hafer, Dinkel und Gerste. Einige dieser anderen Getreidesorten liegen im unteren mittleren Bereich des glykämischen Index und sind besser für Sie.

Unterm Strich: Die meisten Vollkornbrote, die Sie im Laden kaufen, gelten immer noch als verarbeitete Lebensmittel und die daraus gewonnene Glukose wird daher schnell in den Blutkreislauf aufgenommen. Aus diesem Grund sollten sie nur in begrenztem Umfang und sicherlich nicht täglich konsumiert werden. Vollkornmehl hat zwar eine höhere Nährstoffdichte als Weißmehl, ist aber immer noch raffiniert. Eine bessere Alternative ist Vollkornbrot, dessen Mehl in einer Steinmühle gemahlen wurde, aber es wird schwierig sein, das in Ihrem örtlichen Lebensmittelgeschäft zu finden. Wenn Sie zu Hause backen oder in Spezialgeschäften einkaufen, senkt der Sauerteigprozess den glykämischen Index. Echter Sauerteig hat einen glykämischen Index von 53 und ist eine gute Option für alle, die Lust auf Brot haben. Wie bei allen Kohlenhydraten in der kohlenhydratarmen Diät sollten Sie den Verzehr dennoch auf eine gelegentliche Ausnahme beschränken.

Zuckrige Backwaren
Glykämischer Index: 72 (Blaubeer-Weißmehl-Muffin)

Es versteht sich von selbst, dass zuckerhaltige Backwaren für Diabetiker der schlimmste Albtraum bei der Blutzuckeraufnahme sind. Die meisten dieser Produkte werden aus Weißmehl und zugesetztem

Zucker, Maissirup mit hohem Fruktosegehalt und anderen Süßungsmitteln hergestellt. Die einfache Lösung ist, diese Arten von Lebensmitteln überhaupt nicht zu essen. Zu den Lebensmitteln dieser Kategorie gehören alle Arten von Muffins, Kuchen, Pfannkuchen, Gebäck, süßes Brot, Crêpes, usw. Für manche Menschen ist der Verzehr dieser Lebensmittel eine natürliche Reaktion auf Stress und Schwierigkeiten in ihrem täglichen Leben. Leider machen sie dick und lassen den Insulinspiegel in die Höhe schnellen. Wie bei anderen zuckerhaltigen Lebensmitteln lösen sie im Gehirn eine Genussreaktion aus, die das Verlangen nach ihnen noch verstärkt.

Unterm Strich: Reduzieren Sie diese Lebensmittel stark oder streichen Sie sie ganz von Ihrem Speiseplan. Wenn Sie sie essen müssen, schauen Sie sich nach diabetischen Alternativen und Spezialnahrung um. Auch dies ist eine teurere Option, aber wenn Sie eine Naschkatze sind, sind diese Alternativen besser für Ihre Gesundheit. Diabetikerfreundliches Backen beinhaltet die Verwendung von alternativen Mehlen, z. B. aus Nüssen und Vollkorn. Sie können Früchte zum Süßen verwenden oder Zitronenextrakt für einen zitronigen Geschmack hinzufügen. Diabetiker zu sein, bedeutet nicht, dass Sie keine gebackenen Lebensmittel essen können oder dass diese Sie umbringen werden. Aber wenn Sie Ihren Diabetes rückgängig machen wollen, müssen Sie vielleicht auf sie verzichten.

Junkfood – gekaufte Lebensmittel
Glykämischer Index: 70 (Erdnussflips)

Wenn Sie sich an das Mantra „keine verarbeiteten Lebensmittel" halten, müssen Sie wahrscheinlich die meisten Snacks und Leckereien, die es im Laden zu kaufen gibt, weglassen. Lebensmittel, die in diese Kategorie gehören, sind Kartoffelchips, Erdnussflips, Brezeln, Snack-Mischungen, Trockenfrüchte, Süßigkeiten, gezuckerte Donuts und so weiter. Den meisten Junkfood-Produkten sieht man ihre Klassifizierung bereits an. Es sind nicht nur leere Kalorien mit sehr wenig Protein oder gesundem Fettgehalt, sondern sie sind auch voll von Zucker und verarbeiteten Chemikalien. Snacks sind nicht gut für Sie. Selbst wenn auf dem Etikett steht, dass sie gesund sind, oder dass sie vom Arzt ausgewählt wurden, oder irgendein anderes falsches Versprechen, sind sie nicht gesund. Überprüfen Sie immer das Etikett auf Beeinträchtigungen und Zuckergehalt. Sie werden mit Sicherheit Zucker in großen Mengen, einen hohen Maissirupgehalt und eine Menge an Konservierungsstoffen und anderen Chemikalien finden. Vielleicht steht auf dem Etikett nicht einmal Zucker, sondern eine Alternative wie Dextrose. Wenn Sie wirklich vorsichtig sein wollen, kaufen Sie sie gar nicht erst.

Unterm Strich: Treffen Sie gesündere Snack-Entscheidungen. Sie werden in späteren Kapiteln mehr über Portionskontrolle und die Aufteilung Ihrer Mahlzeiten erfahren. Ich möchte, dass Sie das Wort „Snack" aus Ihrem Wortschatz streichen. Solange Ihr Blutzucker nicht weit unter Ihren Ziel-

Thomas Schönfeld

bereich fällt, gibt es keinen Grund, zwischen den Hauptmahlzeiten zu essen. Wenn Sie das tun, wird es auf lange Sicht nur schwieriger, Ihre Ziele zu erreichen. Wenn Sie wirklich naschen müssen, verwenden Sie gesunde Alternativen zu Junkfood. Eine gute Quelle, um den Zuckergehalt von beliebten Snacks nachzuschlagen, ist www.codecheck.info.

Greifen Sie stattdessen zu naturbelassenen Früchten! Nichts von dem getrockneten Zeug, das abgepackt daherkommt und mit Zuckerkonservierungsstoffen gefüllt ist. Obst enthält zwar Fruktose, aber nur in geringen Mengen und bei weitem nicht so viel, wie Sie durch Snacks zu sich nehmen würden. Gesunde Snacks für Diabetiker finden Sie ganz einfach online. Einige meiner Favoriten sind ungesüßte Bio-Rosinen, Bio-Erdnussbutter auf Stangensellerie oder Äpfeln und alle Arten von Nüssen. Rohe, ungesalzene Nüsse sind eine gute Fettquelle und eignen sich hervorragend zum Naschen. Sie können rohe Nüsse in großen Mengen unter www.nutsupply.com/de kaufen.

Fast Food und zuckerhaltige Getränke
Glykämischer Index: 63 (Coca-Cola)
Glykämischer Index: 70 (Big Mac)

Lebensmittel der Art, wie es Sie bei McDonald's und anderen Fast-Food-Ketten zu kaufen gibt, sind ein großes Tabu. Während Zucker nicht direkt ein Problem darstellt, tun es raffinierte Kohlenhydrate hingegen schon. Einige dieser Mahlzeiten enthalten viel

Protein, aber dieses Protein hat einen hohen Preis. Die Produkte haben einen hohen Natriumgehalt und viele leere Kalorien. Diese Lebensmittel machen nicht zwingend dick, abgesehen von den raffinierten Kohlenhydraten darin, aber ihnen fehlen auch hochwertige Nährstoffe, die man in natürlichen Lebensmitteln findet. Da diese Lebensmittel eine hohe Kaloriendichte haben, werden Sie mit deren Konsum Ihre Kalorienziele sehr schnell erreichen, ohne irgendeinen Nutzen davon zu haben.

Softdrinks gehen Hand in Hand mit einem Besuch bei vielen Fast-Food-Lokalen. Manchmal bieten diese Lokale „gesündere" Alternativen wie Bionade und Fritz Kola an, aber auch diese enthalten viel Zucker. Sucralose erhöht den Insulinspiegel um bis zu 20 % und ähnlich verhält es sich mit dem „natürlichen" Süßstoff Stevia. Sowohl Aspartam als auch Stevia erhöhen den Insulinspiegel stärker als Zucker. Künstliche Süßstoffe werden auch mit Herzkrankheiten in Verbindung gebracht. Obwohl in den letzten Jahren der weltweite Verbrauch von künstlichen Süßstoffen sprunghaft angestiegen ist, sind die Raten von Fettleibigkeit und Diabetes nicht gesunken. Das Gegenteil ist sogar der Fall.

Unterm Strich: In den letzten Jahren haben Fast-Food-Restaurants Nährwertangaben zu ihren Produkten online gestellt, in einigen Fällen sogar auf der Speisekarte selbst. Das ist ein guter Anfang, aber es bedeutet nicht, dass das Essen gesund ist. Die Verbraucher können sich aussuchen, wie viele Kalorien sie zu sich nehmen, aber diese Speisekarten zeigen Ihnen nicht den glykämischen Index an, auf den es wirklich ankommt, wenn es um die Gewichtsabnahme geht. Die einfache Lösung besteht darin, hausgemachte Mahlzeiten zu essen, und das ist es, was ich empfehle. Es wird Sie mehr Zeit in der Vorbereitung kosten, aber die Zeit, die Sie verlieren, wird sich auszahlen, wenn es darum geht, Ihren Diabetes zu managen und Gewicht zu verlieren.

Es gibt viele andere Dinge, die Sie trinken können, wie ungesüßte, natürliche Tees. Sie werden erfreut sein zu entdecken, dass es verschiedene Sorten von Tees gibt, nicht nur Schwarztee. Kaffee ist eine weitere gute Option, solange Sie keinen Zucker oder Kaffeeweißer hinzufügen. Denken Sie immer daran, viel Wasser zu trinken.

Alkohol
Glykämischer Index: Er variiert

Alkoholische Getränke werden durch die Gärung von Zucker und Stärke hergestellt. Hefearten fressen den Zucker und wandeln ihn in den uns allen bekannten Alkohol um. Alkohol selbst ist kein Zucker, aber viele alkoholische Getränke haben zuckerhaltige Zusatzstoffe. Der glykämische Index von Bier ist umstritten und variiert sicherlich je nach Biersorte und Marke. Bier und Schnaps, die Maltose enthalten, erreichen einen sehr hohen Wert im glykämischen Index, da Maltose fast reiner Zucker ist. Gesüßter Wein erreicht ebenfalls hohe Werte und sollte wahrscheinlich vermieden werden. Die Sache mit dem

Bier ist, dass es theoretische Auswirkungen auf den Stoffwechsel anderer Kohlenhydrate im Körper hat. Es wird vermutet, dass Bierkonsum die Aufnahme von Kohlenhydraten katalysieren oder beschleunigen kann, was zu einem starken Anstieg des Blutzuckerspiegels führt. Aus diesem Grund wird Bier von vielen Gesundheitsexperten als hochglykämisches Lebensmittel betrachtet. Dies ist jedoch ein wenig irreführend, da der Kohlenhydratgehalt von Bier und anderen alkoholischen Getränken zu gering ist, um einen adäquaten GI abzuleiten.

Da Alkohol in der Leber verstoffwechselt wird, kann ein übermäßiger Alkoholkonsum direkt zu einer alkoholischen Fettlebererkrankung führen. Der übermäßige Konsum von Alkohol wird mit einem erhöhten Risiko für Typ-2-Diabetes in Verbindung gebracht. Mäßiger Alkoholkonsum wird jedoch bei Personen, die relativ gesund sind, mit einem reduzierten Risiko für Typ-2-Diabetes in Verbindung gebracht.

Unterm Strich: Das Schlüsselwort hier ist Mäßigung. Die meisten Menschen, die Diabetiker sind, können Alkohol genießen, solange sie es in Maßen tun. Bis zu zwei Gläser ungesüßter Rotwein pro Tag erhöhen weder den Insulinspiegel noch beeinflussen sie die Insulinempfindlichkeit. Auch wird Alkohol nicht mit einer Gewichtszunahme in Verbindung gebracht. Wenn Sie vorhaben, Alkohol zu trinken, sollten Sie ihn nie alleine trinken, vor allem nicht auf leeren Magen. Ihr Blutzuckerspiegel kann auf gefährliche Werte absinken, wenn Sie Alkohol auf nüchternen Magen konsumieren. Dies gilt besonders für diejenigen, die eine kohlenhydratarme Diät machen.

Nudeln
Glykämischer Index: 38 (weiße Spaghetti)

Die meisten Nudeln, die Sie kennen, sind eine Art von raffinierten Kohlenhydraten. Das Gleiche gilt für die Nudeln, die in vielen asiatischen Kulturen ein Grundnahrungsmittel darstellen. Ich könnte mich hier hinsetzen und all die verschiedenen Arten von Nudeln aufzählen, aber ich werde Ihnen die Mühe ersparen. Nudeln gibt es in zwei Varianten: getrocknete Nudeln und frische Nudeln. Getrocknete Nudeln werden typischerweise in großen Fabriken hergestellt, während frische Nudeln mit einer Nudelmaschine zu Hause oder im Laden gepresst werden können. Obwohl sie zu den raffinierten Kohlenhydraten gehören, haben Nudeln einen niedrigen glykämischen Index. Sie haben einen schlechten Ruf, weil man leicht die Portionskontrolle vernachlässigt und eine ganze Menge davon isst. Wenn die Portionen nicht größer als eine Tasse sind, wird der Blutzuckerspiegel nicht in die Höhe schnellen. Aber wenn Sie fertige Soßen und eine Beilage aus Knoblauchbrot dazu essen, schießen die Kalorien in die Höhe. Und damit auch der Blutzuckerspiegel.

Unterm Strich: Diabetiker pflegen gewöhnlich eine Hassliebe zu Pasta. Manche meiden sie um jeden Preis, andere essen sie regelmäßig, haben dabei aber die ganze Zeit ein schlechtes Gewissen. Wieder andere sind in der Lage, sie in Maßen zu essen und haben Techniken gelernt, ihre Liebe zu Pasta in ihre Diabetes-Diät zu integrieren. Da es in diesem Buch um die kohlenhydratarme Ernährung geht, sollten Sie wahrscheinlich nicht zu viel von dem Zeug essen. Verwenden Sie Nudeln als Beilage und nicht als Hauptgericht, denn dann werden Sie eher dazu neigen, sie zu verschlingen. Wenn Sie unbedingt Nudeln essen müssen, greifen Sie zu den kohlenhydratarmen Varianten. Es gibt Vollkornversionen von so ziemlich jeder Pastasorte. Diese sind reich an Proteinen und Ballaststoffen. Sie können die Portionsgröße verringern und stärkehaltiges Gemüse wie Kürbis hinzufügen, um die fehlenden Nudeln auszugleichen. Außerdem können Sie die Nudeln „al dente" oder „bissfest" kochen, anstatt sie zu überkochen. Weich gekochte Nudeln erhöhen den Insulinspiegel stärker als üblich, also vermeiden Sie dies. Al dente bedeutet, dass sich die Nudeln beim Kauen fest anfühlen, nicht matschig.

Letztendlich ist Pasta aus Weißmehl ein raffiniertes Getreideprodukt. Ich persönlich würde sie aus meinem Diabetes-Diätplan herauslassen, weil die meisten Nudeln stark verarbeitet sind.

Reis
Glykämischer Index: 93 (Pelde-Reis)

Ob Sie es glauben oder nicht, Reis ist ein Grundnahrungsmittel für die Hälfte der Weltbevölkerung. Er ist billig, leicht anzubauen und vor allem ziemlich lecker. Besonders weißer Reis gilt als verfeinertes Getreide. Aufmerksame Leser werden die Verbindung zwischen Raffinierung und der Farbe Weiß herstellen. Ein guter Diät-Ratschlag für jeden Diabetiker ist es, alles zu vermeiden, was weiß ist. Das gilt für Mehl, Zucker, Nudeln und natürlich auch für Reis. Bestimmte Reissorten wie Pelde-Reis haben einen unglaublich hohen Wert auf dem glykämischen Index. Andere Sorten von weißem Reis haben einen niedrigeren glykämischen Index, wie z. B. 53 für Basmati-Reis. Die unterschiedlichen Werte in Bezug auf die Blutzuckerreaktion werden auf das Vorhandensein einer bestimmten Stärke namens Amylose zurückgeführt. Reis enthält im Durchschnitt 20 % Amylose, doch dieser Wert kann je nach Sorte höher oder niedriger sein. Untersuchungen haben gezeigt, dass Reis mit einem hohen Amylosegehalt einen niedrigeren Wert im glykämischen Index aufweist, während Reis mit einem geringeren Amylosegehalt (einige Sorten haben gar keinen) einen höheren Wert aufweist.

Wie bei anderen Getreideformen ist die braune Vollkornsorte gesünder für Sie. Brauner Reis hat einen geringeren glykämischen Index als die weiße Version der gleichen Sorte. Brauner Reis ist auch reicher an Ballaststoffen, Mineralien und Antioxidantien. Die Umstellung auf braunen Reis hat sich als positiv für die Gewichtsabnahme und die Senkung des Risikos für Herz-Kreislauf-Erkrankungen erwiesen.

Unterm Strich: Vermeiden Sie auf jeden Fall den Verzehr von weißem Reis. Seine hohe glykämische Last ist das Risiko, ihn zu essen, nicht wert. Wenn Sie Reis essen, stellen Sie sicher, dass Sie wissen, welche Sorte es ist und schauen Sie online nach, wie hoch der GI ist.

Versuchen Sie immer, die niedrigen Werte zu wählen. Ersetzen Sie weißen Reis durch braunen. Sogenannte „abnehmfreundliche" Lebensmittel aus Reis wie Reiswaffeln und Puffreis-Zerealien haben ebenfalls einen hohen GI und sollten vermieden werden.

Quinoa
Glykämischer Index: 53

Viele werfen Quinoa zusammen mit Reis in einen Topf, aber eigentlich ist Quinoa ein essbarer Samen einer Pflanze. Sie kann wegen ihres relativ niedrigen glykämischen Indexes als guter Ersatz für Reis dienen. Es gibt sie in verschiedenen Sorten von Rot, Weiß und Schwarz. Der Samen ist reich an Ballaststoffen, Proteinen und Vitaminen. Er enthält auch eine gesunde Dosis an Antioxidantien. Obwohl es technisch gesehen ein Samen ist, betrachten viele Quinoa als Vollkorn. Da sie getreideähnliche Eigenschaften hat, wurde sie verwendet, um kohlenhydratarme Versionen von Brot, Nudeln und sogar Polenta herzustellen.

Unterm Strich: Quinoa gilt als Lebensmittel mit einem niedrigen GI und ist Reis vorzuziehen. Sie hat den höchsten Proteingehalt aller Getreide (obwohl es sich um einen Samen handelt) und Ballaststoffe. Quinoa ist eine gute Wahl für Ihren Kohlenhydratbedarf. Die einzige Beschwerde, die ich in Bezug auf Quinoa vorzubringen habe und worüber auch andere häufig meckern, ist die Tatsache, dass sie einen faden Geschmack hat. Wenn das für Sie ein Problem darstellt, sollten Sie überlegen, Limettensaft zu verwenden oder würziges Gemüse hinzuzufügen, um einen Salat zu machen.

Bohnen
Glykämischer Index: 33 (Pintobohnen)

Bohnen sind eine Art von Hülsenfrüchten, die reich an Eiweiß, Vitaminen und Mineralien sind. Sie sind ein Grundnahrungsmittel für viele Regionen in Mittel- und Südamerika, einschließlich Mexiko, machen aber nur einen Bruchteil der amerikanischen Ernährung aus. Obwohl sie einen niedrigen glykämischen Index haben, enthalten Bohnen viele Kohlenhydrate. Eine einzige Tasse Pintobohnen enthält etwa 91 g Netto-Kohlenhydrate. Bohnen eignen sich hervorragend als Beilage und sollten bei einer Low-Carb-Diät nie als Hauptproteinquelle verwendet werden. Selbst zwei Portionen (eine Tasse) Bohnen überschreiten bei den meisten Diäten die Kohlenhydratgrenze bei Weitem. Aus diesem Grund wird bei den Low-Carb-Diäten von allen Arten von Bohnen abgeraten. Die ketogene Diät verbietet sie generell, ebenso wie die Paleo-Diät. Es gibt auch keine Möglichkeit, Bohnen als die benötigten Kohlenhydrate der Atkins-40-Diät zu essen, weil nur eine Portion bereits über die Gesamtgrenze geht.

Unterm Strich: Bohnen sollten bei einer kohlenhydratarmen Diät vermieden werden. Sie haben viele Vorteile und einen niedrigen GI-Wert, aber der Kohlenhydratgehalt ist hoch. Sie können jedoch in Maßen genossen werden. Bei nachsichtigeren Diäten wie der LCHF- oder Banting-Diät können Sie sie unter Umständen mit einbeziehen.

Ganze Früchte und Beeren
Glykämischer Index: 40 (Blaubeere)
Glykämischer Index: 38 (Äpfel)

Früchte sind eine Art von Kohlenhydraten, die reich an Fruktose sind. Die meisten Früchte haben einen niedrigen Wert auf dem glykämischen Index, mit Ausnahme einiger weniger. Außerdem besteht ein großer Teil des Gewichts einer Frucht aus Wasser. Ihr Wassergehalt sorgt dafür, dass Sie sich nach dem Essen satter fühlen. Beeren gehören ebenfalls zu den Lebensmitteln mit einem niedrigen GI und sind reich an Antioxidantien. Blaubeeren sind ein Keto-Favorit. Beeren haben tendenziell weniger Kohlenhydrate als anderes Obst und sollten daher bevorzugt werden. Früchte sollten wegen ihres Fruktose- und Kohlen-hydratgehalts in Maßen verzehrt werden.

Unterm Strich: Es gibt bei kohlenhydratarmen Diä-ten zwar etwas Spielraum für Beeren, aber weniger für andere Früchte. Sie sollten definitiv nicht mehr als eine Portion Obst pro Tag essen (selbst das macht bereits einen guten Teil der Kohlenhydrate aus). Ziehen Sie stattdessen in Betracht, kleinere Mengen an Obst zu es-sen. Anstatt einen ganzen Apfel zu essen, der etwa 18 g Netto-Kohlenhydrate enthält, sollten Sie ihn halbieren.

Stärkehaltige Gemüsesorten
Glykämischer Index: 63
(Süßkartoffeln)

Stärke ist eine Art von Polysaccharid (Zucker), das in bestimmten Gemüsesorten wie Kartoffeln, Mais, Kichererbsen, Kürbis und Zucchini enthalten ist, um nur einige zu nennen. Die meisten dieser Gemüse-sorten sollten Sie bei einer kohlenhydratarmen Er-nährung meiden, da sie bis auf wenige Ausnahmen einen hohen Kohlenhydratgehalt aufweisen. Süßkar-toffeln enthalten weniger Kohlenhydrate als weiße Kartoffeln, aber beide sind immer noch sehr kohlen-hydratreich. Zucchini hingegen ist sehr kohlenhydrat-arm und kann als Beilage genossen werden.

Unterm Strich: Kartoffeln machen einen großen Teil der deutschen Ernährung aus, aber sie sind zu kohlenhydratreich für viele Low-Carb-Diäten. Sie sollten sie nicht essen. Andere stärkehaltige Gemüse, die wenig Kohlenhydrate enthalten, sind gute Alter-nativen. Kürbis ist in der Regel eine gute Wahl.

Nicht-stärkehaltige Gemüsesorten Glykämischer Index: 10 (Brokkoli)

Nicht-stärkehaltiges Gemüse ist so etwas wie der Heilige Gral der kohlenhydratarmen Diäten. Sie de-cken den Großteil Ihres Kohlenhydratbedarfs aus diesen Lebensmitteln. Sie haben durchweg niedrige GI-Werte und sind eine gute Quelle für Vitamine und Mineralstoffe. Zu den Gemüsesorten dieser Gruppe gehören Brokkoli, Paprika, Kohl, Salat, Zwiebeln, Pil-ze, Tomaten, Auberginen und Blumenkohl. Sie kön-nen diese Lebensmittel roh oder gekocht genießen, je nach dem Gericht, das Sie zubereiten, und Ihrem persönlichen Geschmack.

Unterm Strich: Es gibt kaum etwas anderes zu sa-gen. Sie müssen nicht-stärkehaltiges Gemüse in Ihre kohlenhydratarme Ernährung einbeziehen. In der Atkins-40-Diät gilt es als das „Basisgemüse", aus dem die Diät besteht. Und das auch aus gutem Grund.

Proteine

Es ist ein weitverbreiteter Glaube, dass nur Kohlenhydrate das Insulin erhöhen. Tatsächlich haben alle drei Makronährstoffe das Potenzial, Insulin zu erhöhen. Proteine wirken sich nicht wie Kohlenhydrate auf den Blutzuckerspiegel aus, sondern werden in Aminosäuren für die Muskelreparatur und den Aufbau neuen Gewebes zerlegt. Die Aufnahme von Proteinen führt auch zu einem anderen Prozess. Der Magen setzt Hormone frei, die Inkretine genannt werden und wiederum Insulin freisetzen, um den Blutzuckerspiegel zu senken. Da jedes Nahrungsmittel eine Insulinreaktion hervorruft, ist es leicht, zu verstehen, warum sich die Menschen so sehr mit dem Zählen von Kalorien beschäftigen. Je mehr Sie essen, desto mehr Insulin produziert Ihr Körper. Je mehr Insulin Ihr Körper produziert, desto voller sind Ihre Körperspeicher, und letztendlich nehmen Sie zu. Es ist jedoch das Insulin, nicht der Kalorienüberschuss, der am meisten zur Gewichtszunahme beiträgt. Der Inkretin-Effekt ist der Grund für das Scheitern vieler proteinreicher Diäten zur Gewichtsabnahme.

Proteinquellen wurden schon immer für ihre gesundheitlichen Vorteile gelobt. Ihr Verzehr fördert das Muskelwachstum und eine gute Knochengesundheit. Sie werden besonders bevorzugt bei kohlenhydratarmen Diäten, bei denen Wert auf die Anzahl der Kalorien aus Proteinquellen gelegt wird. Aber wenn Sie Diabetiker sind, sollten Sie es nicht mit dem Verzehr von Fleisch übertreiben. Da Proteine den Insulinspiegel erhöhen können und dies auch tun, sollten Sie die Menge, die Sie essen, einschränken. Natürlich sollten Sie trotzdem mehr Eiweiße als Kohlenhydrate essen. Kohlenhydrate erhöhen den Insulinspiegel viel stärker als die Freisetzung von Inkretinen. Die beiden Hauptproteinquellen bei nicht-veganer Ernährung kommen in Form von Fleisch und Milchprodukten. Milchprodukte schneiden auf dem glykämischen Index mit etwa 15–30 ziemlich niedrig ab, erreichen auf dem Insulin-Index hingegen mäßige Werte. Das heißt, der Verzehr von Milchprodukten hat einen starken Effekt auf die Erhöhung des Insulinspiegels. Das bedeutet trotzdem nicht, dass Sie ganz darauf verzichten sollten. Die Beziehung zwischen Protein und Insulin ist eine komplizierte.

Neben der Erhöhung des Insulins haben Inkretine mehrere andere Funktionen. Eine davon ist die Erzeugung des Sättigungsgefühls oder Völlegefühls. Wir alle wissen, dass die Nahrung durch Kauen und Speichel aufgespalten wird und dann durch die Speiseröhre hinunter in den Magen gelangt, wo die Magensäure weiter hilft, die Nahrung zu verdauen. Inkretine steuern die Zeit, die der Magen braucht, um die Nahrung zu absorbieren, bevor sie in den Darm abgegeben wird. Dies hält Sie im Wesentlichen davon ab, nach weiterer Nahrung zu verlangen, bis Ihr Magen wieder geleert ist. Stellen Sie sich vor, Sie konsumieren 400 Kalorien in Form eines Steaks, im Vergleich zu 400 Kalorien in Form von Eiscreme. Eiscreme ist schnell verdaut, während das Steak länger im Magen bleibt. Es ist fast so, als ob Sie spüren, wie das Steak dort sitzt und langsam verdaut wird. Kurioserweise fördert der Sättigungseffekt die Gewichtsabnahme, weil Sie dadurch weniger zu Essanfällen neigen. Zweifellos waren Sie schon einmal in Ihrem Leben an einem dieser All-you-can-eat-Buffets. Sie kommen dort mit leerem Magen an und verzehren eine Vielzahl von Speisen. Sagen wir, Sie beladen Ihren Teller mit Chicken Wings und Schweinekoteletts. Bei der nächsten Runde bekommen Sie gebratene Garnelen, Teriyaki-Hühnchen und ein paar leckere Stücke Rumpsteak. Wenn Sie bei Ihrem dritten Teller angelangt sind, werden Sie allmählich langsamer, weil Sie sich satt fühlen. Obwohl Sie alles essen könnten, verhindert Ihr voller Magen, dass Sie das System ausnutzen und weiter essen.

Es gibt ein Phänomen, von dem oft die Rede ist: der „zweiten Magen". Obwohl man von eiweißreichen Mahlzeiten satt ist, kann man immer noch „Platz" für ein Dessert schaffen, wenn es viel Zucker und raffinierte Kohlenhydrate enthält. Das hat weniger mit Hunger zu tun als mit Genussessen. Mit einer kohlenhydratarmen Ernährung verhindern Sie, dass Sie die Zweitmagen-Mentalität entwickeln.

Inkretine haben dann zwei gegensätzliche Wirkungen. Sie erhöhen den Insulinspiegel, was zu einer Gewichtszunahme führt, und sie fördern das Sättigungsgefühl, was zu einer Gewichtsabnahme führt. Heben sich diese beiden Effekte gegenseitig auf? Es gibt einen Grund, dies anzunehmen, aber wie bei den meisten Dingen, die in diesem Buch besprochen werden, ist es kompliziert. Zum einen rufen nicht alle Arten von Protein die gleiche Inkretin-Reaktion hervor. Milchprodukte erhöhen den Insulinspiegel erheblich, aber die meisten Menschen können nicht mehrere Portionen Milchprodukte auf einmal essen. Ein Glas Milch oder ein Stück Käse sind die bevorzugten Portionsgrößen. Man sieht keine Menschen, die literweise Milch trinken, es sei denn, sie sind auf einer verrückten Bodybuilder-Diät.

Ich werde im Folgenden die wichtigsten Proteinquellen in unserer Ernährung besprechen und darlegen, wie Sie diese in Ihre Low-Carb-Routine integrieren sollten.

Rindfleisch
Insulin-Index: 51 ± 12

Rotes Fleisch ist eine ausgezeichnete Möglichkeit, Ihren täglichen Proteinbedarf zu decken. Wenn Sie gleichzeitig Eiweiß und Fett zu sich nehmen möchten, wählen Sie fette Fleischstücke. Beliebte Fleischstücke sind Nacken- und Lendenstücke, Ribeye- sowie Flank-Steaks und Skirt, also das Zwerchfell des Rindes. Sie können auch Rinderhackfleisch kaufen, um Ihre eigenen Burger zu machen. Rinderhackfleisch gibt es in verschiedenen Sorten, die sich im Fettgehalt unterscheiden. Wenn Sie versuchen, die Ketose schneller zu erreichen, ist es empfehlenswert, die fetthaltige Sorte zu nehmen. Wenn Sie Herzprobleme haben, sollten Sie den Konsum von rotem Fleisch einschränken. Es ist sehr wichtig, sich an die Portionskontrolle zu halten, wenn Sie Ihren Teller mit Essen füllen. Rindfleisch ist gut und es gibt dabei für Diabetiker so gut wie keine Einschränkung, aber Sie sollten sich trotzdem nicht damit vollstopfen. Da Sie eine kohlenhydratarme und vor allem fettreiche Ernährung verfolgen, werden Sie natürlich nicht zu viel Fleisch essen. Der Insulin-Index basiert auf der Insulinantwort auf reines Weißbrot, die im Durchschnitt etwa den Wert von 100 erreicht. Im Vergleich hat Rindfleisch einen Wert von 51 plus/minus 12. Das macht es zu einem Nahrungsmittel mit mittlerem Insulinausstoß. Sie sollten den Verzehr von gepökeltem Fleisch wie Würstchen, Hot Dogs und Speck vermeiden, da diese meist stark verarbeitet sind. Wenn möglich, kaufen Sie Ihr gesamtes Fleisch bei einem örtlichen Metzger.

Unterm Strich: Die vielen verschiedenen Stücke vom Rind machen es zu einem vielseitigen Lebensmittel. Sie müssen nicht immer wieder die gleiche Art von Teilstücken essen. Außerdem ist der Fettgehalt von Rindfleisch im Vergleich zu den anderen unten aufgeführten Proteinquellen hoch. Rindfleisch passt sehr gut zu Pfannengerichten, die Sie mit nicht-stärkehaltigem Gemüse wie Paprika und Zwiebeln anreichern können.

Geflügel
Insulin-Index: 19 (Huhn gebraten mit Haut)

Für diejenigen, die kein Rindfleisch mögen oder sich anderweitig mit Eiweiß versorgen möchten, ist Geflügel eine hervorragende Option. Es hat von Natur aus weniger Fett als Rindfleisch, aber es gibt einige fetthaltige Stücke wie Hähnchenschenkel. Hühnerbrust ist unglaublich mager. Sie können ein ganzes Huhn ziemlich billig kaufen und sogar eine köstliche Knochenbrühe daraus machen. Geflügel hat einen Insulin-Index von 19, der deutlich niedriger ist als der von Rindfleisch. Auf Gewürze und Dips wie Barbecue- oder Currysoße sollten Sie verzichten. Das gilt für alle Arten von Fleisch, nicht nur für Geflügel. Essen Sie das Essen gekocht mit so wenig Gewürzen wie möglich. Vermeiden Sie paniertes Hühnerfleisch. Gebratenes Hähnchen ist in Ordnung, aber Sie sollten zum Beispiel keine Massen an panierten Chickenwings oder Nuggets essen. Das panierte Hähnchen enthält zusätzliche Kohlenhydrate, die Sie vermeiden sollten. Auch hier: Sie sollten verarbeitetes Fleisch aus der Feinkostabteilung vermeiden. Keine Schinken-Käse-Sandwiches mehr!

Unterm Strich: Geflügel kann für viele Menschen eine bessere Option als rotes Fleisch sein. Es ist tendenziell billiger und hat weniger Fett. Eine häufige Beschwerde bei Geflügel ist, dass es fade oder geschmacklos ist. Sie sollten dem Drang widerstehen, übermäßig üppige Würzsaucen zu verwenden. Reine Gewürze sind im Allgemeinen in Ordnung.

Eier
Insulin-Index: 31 ± 6

Eier formen eines der besten Frühstücke, die ein Diabetiker zu sich nehmen kann. Reich an essenziellen Proteinen, Kalium und anderen Nährstoffen, ist das

Ei ein Kraftpaket. Es ist umstritten, ob der Cholesteringehalt von Eiern schlecht für Sie ist oder nicht. In den letzten Jahren wurden Eier trotz ihres Cholesteringehalts als gesund angepriesen. Sie haben auch einen relativ niedrigen Insulin-Index. Sie können sie als Rührei, in Omeletts, hart gekocht oder sogar roh essen. Sie können sie zu Ihren anderen Mahlzeiten hinzufügen. Ein Steak, belegt mit einem frischen Ei, ist ein köstliches Mittagessen oder Abendessen. Die meisten Nährstoffe des Eies sind im Eigelb enthalten, also achten Sie darauf, dass Sie es roh essen. Beachten Sie, dass Eier mindestens 1 g Netto-Kohlenhydrate haben und entsprechend gezählt werden sollten.

Unterm Strich: Sie können mit Eiern wirklich nichts falsch machen, egal ob Sie die ketogene Diät oder eine moderatere kohlenhydratarme Diät machen. Wenn Sie unter einem hohen Cholesterinspiegel leiden, sind Eier möglicherweise nicht die beste Option für Sie. Sie sollten diese Bedenken mit Ihrem Arzt besprechen.

Fisch
Insulin-Index: 43 (Weißfischfilet)

Fisch ist auch für Diabetiker sehr empfehlenswert. Die meisten Arten von weißem Fisch (Tilapia, Forelle, Kabeljau) sind relativ preiswert, können aber für manche auch teuer sein. Tilapia ist tendenziell magerer, während Lachs und Forelle einen hohen Anteil an Omega-3-Fettsäuren haben. Die Omega-3-Fettsäuren machen sie zu einer ausgezeichneten Wahl für gesundes Fett. Fischfilets sind im Allgemeinen einfach zuzubereiten. Dünne Stücke von Tilapia und

Lachs können leicht auf dem Herd in einer antihaft-beschichteten Pfanne gebraten werden. Wenn Sie Fisch lieber grillen, ist Kabeljau besonders gut. Bei Garnelen vereinfacht sich das Zählen von Kalorien, da sie in eindeutigen Portionen kommen, aber sie enthalten viel Cholesterin. Thunfisch in Dosen ist lange haltbar und billig. Entscheiden Sie sich für Thunfisch in Öl, wenn Sie den Fettgehalt erhöhen wollen, oder verwenden Sie Thunfisch im eigenen Saft für eine magerere Variante. Leider sollten Sie den Verzehr von Sushi vermeiden. Obwohl es als „roher" Fisch vermarktet wird, enthält es durch den Reis und die Seetanghülle viele Kohlenhydrate. Wenn Sie ein großer Fan von rohem Fisch sind, gibt es magerere Optionen, die keinen Reis enthalten, wie z. B. Sashimi.

Unterm Strich: Nehmen Sie Fisch in Ihre Ernährung auf, um eine abwechslungsreiche Proteinzufuhr zu schaffen. Vermeiden Sie wie zuvor geschildert die Verwendung von zugesetzten Gewürzen und Zuckern. Ein paar Spritzer Zitronensaft auf dem weißen Fisch ist für den Geschmack normalerweise ausreichend. Panieren Sie Ihren Fisch nicht, und halten Sie sich von panierten Fischprodukten wie Fischstäbchen und -frikadellen fern.

Milchprodukte
Insulin-Index: 39 ± 3

Milchprodukte sind eine Proteinquelle, die auch Kohlenhydrate enthält. Eine Portion Vollmilch ist etwa eine Tasse und enthält circa 15 Netto-Kohlenhydrate. Milchprodukte machen nicht wirklich dick, wenn man sie in Maßen konsumiert. Käse, Naturjoghurt und Butter sind ebenfalls sättigend. Selbst kleine Portionen dieser Lebensmittel halten Sie satt. Milchprodukte sind von Natur aus ein schweres Nahrungsmittel, was bedeutet, dass Sie bei deren Konsum weniger dazu neigen, zu viel davon zu sich zu nehmen. Solange Milchprodukte in Ihre Makronährstoffe passen, können Sie reichlich davon essen. Sie müssen sich auch nicht den Kopf darüber zerbrechen, ob Sie zweiprozentige oder fettarme Milch wählen sollten. Sie können diese anderen Varianten nehmen, aber für Ihre Ernährung wird es kaum einen Unterschied machen. Beachten Sie, dass Sie die Kohlenhydrate in den von Ihnen gewählten Milchprodukten zählen müssen. Bei extrem kohlenhydratarmen Diäten wie der Keto-Diät können Milchprodukte Ihren Kohlenhydratbedarf schnell sättigen. Außerdem reden wir hier nicht über zuckerhaltige Milchprodukte wie Eiscreme und Fruchtjoghurt. Achten Sie darauf, dass Ihre Milchprodukte so vollwertig und unverarbeitet wie möglich sind.

Molkenprotein, Shakes, Mahlzeitenersatz
Insulin-Index: Variiert

Molkenprotein ist ein Nebenprodukt bei der Herstellung von Milchprodukten, meist aus Käse. Bodybuilder verwenden es in Pulverform in Kombination mit Wasser oder Milch, um Shakes herzustellen. Diese Quellen haben zwar einen hohen Proteingehalt, sind aber stark verarbeitet. Im Konsumentenbereich gibt es Produkte wie die von Sportnahrung Engel. Alle diese Produkte, einschließlich der meisten Molkepulver, enthalten extrem viele Kohlenhydrate. Eine einzige Portion davon kann bis zu 36 Kohlenhydrate enthalten. Diese Produkte wurden entwickelt, um Menschen zusätzliches Protein zuzuführen, die nicht genug davon durch ihre Ernährung bekommen. Oder für „Bodybuilder", die eine zusätzliche Proteinquelle benötigen. Diese Proteinshakes werden manchmal Patienten mit Auszehrungskrankheiten verschrieben, die einen erheblichen Teil ihrer Fett- und Muskelspeicher verloren haben. Mit anderen Worten, es sind Menschen, die eher zunehmen als abnehmen wollen. Die meisten Menschen, die eine kohlenhydratarme Diät durchführen, können ihren gesamten Proteinbedarf aus den oben genannten Fleischsorten decken und es besteht keine Notwendigkeit, diesen Weg zu gehen. Ich rate dringend davon ab, eines dieser Molke- und Chemiegebräue zu verwenden.

Fette

Der Krieg gegen Nahrungsfett begann in den 1950er-Jahren mit dem Aufkommen der Ernährungslehre in den Vereinigten Staaten. Lebensmittel wurden allein aufgrund ihrer Nährwerte als schädlich oder gut eingestuft. Avocados, die die gleiche Menge an Fett enthalten wie Butter, wurden somit nicht als besser angesehen als Butter. Heute werden Avocados von vielen in der Branche als Superfood gehandelt. Alle Fette wurden früher gleichbehandelt, einschließlich gesättigter, ungesättigter und mehrfach ungesättigter Fette. Fett wurde kaum als vorteilhaft angesehen, es war eher ein Risiko, das jeder mit der Wahl der Lebensmittel, die Fett enthielten, in Kauf nehmen musste. Omega-6-Fette zum

Beispiel sind eine mehrfach ungesättigte Fettsäure, die in Pflanzenölen enthalten ist. Omega-6-Fettsäuren haben entzündliche Eigenschaften, die Herz-Kreislauf-Erkrankungen verschlimmern können. Ihr Auftauchen in unserer Ernährung begann erst durch die Fähigkeit, Tonnen von Gemüse auf einmal zu verarbeiten. So ist Mais normalerweise nicht reich an Öl. Aber wenn man einen ganzen Haufen davon zerkleinert, erhält man etwas Ähnliches wie Öl. Omega-3-Fette hingegen kommen natürlich in Samen, Nüssen und fettem Fisch vor. Omega-3-Fettsäuren haben entzündungshemmende Eigenschaften und können das Thromboserisiko senken. Indigene Völker, die in der Nähe der Polkappen leben, ernähren sich mit einem hohen Anteil an Omega-3-Fettsäuren aus Fisch und Walblubber, und dennoch ist ihre kardiovaskulären Gesundheit hervorragend. Ein Verhältnis von hohen Omega-6- zu niedrigen Omega-3-Fettsäuren im Körper verursacht Entzündungen. Die meisten Deutschen konsumieren mehr Omega-6- und nicht genug Omega-3-Fette. Der Krieg gegen die Butter führte zur Schaffung von Margarine, einem weitaus tödlicheren Lebensmittel. Margarine wurde ursprünglich unter Verwendung von Transfetten hergestellt. Sowohl Margarine als auch Pflanzenöle sind so synthetische Lebensmittel, wie man sie nur bekommen kann. Der Punkt hier ist, dass die meisten Fette, die Sie in einem unverarbeiteten natürlichen Zustand bekommen, problemlos zu konsumieren sind. Von den drei Makronährstoffen ist es am wenigsten wahrscheinlich, dass Fette Insulin stimulieren.

Thomas Schönfeld

Oliven- und Kokosnussöl
Insulin-Index: 3 (Olivenöl)

Olivenöl ist schon lange für seine gesundheitlichen Eigenschaften bekannt. Schon in der Antike wurden Oliven wegen ihres Öls angebaut. Bei dem Prozess zur Herstellung anderer pflanzlicher Öle geht es um mehr als nur das Zerkleinern. Es beinhaltet das Bleichen des Gemüses, die Zugabe von Chemikalien und die anschließende Extraktion des resultierenden „Öls". Im Gegensatz dazu werden bei Olivenöl die Oliven zu einer Paste zerkleinert und das Öl anschließend mit einer Presse extrahiert. Es ist ein sehr mechanischer Vorgang und auch heute nicht viel anders als das, was die durchschnittliche antike Zivilisation 4500 v. Chr. erreichen konnte. Dieses Öl ist natürlich und kommt ohne Chemikalien aus. „Natives Olivenöl" bedeutet, dass das Öl nur durch den oben beschriebenen mechanischen Prozess hergestellt wurde. Andere Sorten können raffiniert sein und zusätzliche Chemikalien enthalten. Extra-nativ bedeutet, dass das Öl zwar raffiniert ist, aber einen zusätzlichen Standard an Qualität und Geschmack hat. Die gesundheitlichen Vorteile von Olivenöl sind erstaunlich. Es hat entzündungshemmende Eigenschaften, die großen Mengen an Antioxidantien helfen, den Cholesterinspiegel und den Blutdruck zu senken und verringern die Blutgerinnung. Mit anderen Worten: Olivenöl hilft bei der Behandlung von Herz-Kreislauf-Erkrankungen.

Kokosnussöl ist voll von mittelkettigen Triglyceriden (MKT). Diese Fettsäuren sind kürzer als andere

Sorten von schlechten Fetten und können das Risiko von Herzkrankheiten reduzieren. MKTs gehen direkt in die Leber, wo sie als Energie genutzt oder zu Ketonen werden. Folglich erhöht Kokosnussöl Ihren Stoffwechsel und verbrennt mehr Fett. Mit einem hohen Anteil an gesättigten Fetten erhöht Kokosnussöl außerdem das gute Cholesterin namens HDL.

Unterm Strich: Sie müssen Ihre Aufnahme dieser Öle erhöhen. Zumindest sollten Sie mehr Olivenöl zu sich nehmen. Während Sie die Aufnahme von guten Ölen erhöhen, sollten Sie die Aufnahme von schlechten Ölen verringern oder eliminieren. Pflanzliche Öle und Maiskeimöl sollten ausgelassen werden. Mit Oliven- und Kokosnussöl können Sie praktisch alles kochen. Ein schnelles Frühstück ist etwas sautiertes, nicht stärkehaltiges Gemüse in Olivenöl. Sie können Olivenöl auch zu verschiedenen Dips und Soßen verarbeiten. Überall, wo Sie normalerweise Butter verwenden würden, können Sie auch Olivenöl verwenden.

Butter und Rindertalg
Insulin-Index: 2 (Butter)

Butter ist ein Milchprodukt, das vollständig aus Fett besteht. Sie ist reich an gesättigten Fetten, die das HDL oder gute Cholesterin erhöhen. Butter enthält auch die Fettsäure Butyrat, die entzündungshemmend ist und starke Auswirkungen auf das Verdauungssystem hat. Ganz zu schweigen davon, dass Butter absolut köstlich ist. Sie wird oft zusammen mit kohlenhydrathaltigen Lebensmitteln wie Brot und Pfannkuchen gegessen, also müssen Sie über andere Möglichkeiten nachdenken, sie in Ihre Ernährung einzubauen. Die einfache Lösung ist, sie während des Kochens jeder Mahlzeit hinzuzufügen.

Rindertalg ist eine Art Butter, wird aber aus Rinder- oder Hammelfett hergestellt. Er wird oft in Blöcken oder als Creme in einem Glas verkauft. Er kann sogar als Zutat in Seifenstücken verwendet werden. Die Konsistenz ist wie eine Mischung aus Kokosnussöl und Butter. Sie können es für jede Art des Kochens verwenden, die hohe Hitze erfordert, wie z. B. Sautieren, Pfannenrühren und Grillen.

Unterm Strich: Sowohl Butter als auch Rindertalg werden aus reinen, ganz natürlichen Quellen gewonnen. Rindertalg wird direkt aus Tierfett gewonnen und Butter wird aus Milchrahm hergestellt. Jede dieser beiden Optionen ist um Längen besser als Margarine. Wenn Sie immer noch dieses Plastikmargarine-Zeug essen, ist es jetzt an der Zeit, es wegzuwerfen. Sie müssen vielleicht ein wenig erfinderisch werden, um diese beiden Fette in Ihre kohlenhydratarme Diät einzubauen, doch die Vorteile machen es wieder wett.

Nüsse
Insulin-Index: 5 (Walnüsse)

Nüsse sind ein wichtiger Bestandteil der mediterranen Diät, die als eine der gesündesten Diäten zum Abnehmen gilt. Nüsse haben einen geringen Anteil an Kohlenhydraten und einen hohen Anteil an natürlichen Fetten. Einige Nüsse haben einen höheren Kohlenhydratgehalt als andere und müssen daher bei der Berechnung der Kohlenhydrate berücksichtigt werden. Aus Nüssen hergestellte Lebensmittel wie natürliche Erdnussbutter sind eine gute Möglichkeit, Nüsse zu genießen. Wenn Sie sich dafür entscheiden, müssen Sie eine Erdnussbutter finden, die keinen Zucker und wenig bis keine Kohlenhydrate enthält.

Avocado
Insulin-Index: 4

Avocados sind eine seltsame, wundersame Laune der Natur. Die meisten Früchte sind reich an Kohlenhydraten und Fruchtzucker, aber nicht Avocados. Stattdessen sind diese reich an Fetten. Sie sind sehr nahrhaft, mit einer langen Liste von Vitaminen, darunter Kalium, Vitamin C, Vitamin E, Vitamin B5 und Vitamin B6. Avocados sind ballaststoffreich, was bedeutet, dass die Netto-Kohlenhydrate sehr niedrig sind. Es ist das perfekte Diabetiker-Lebensmittel bei einer kohlenhydratarmen Diät. Die meisten Menschen assoziieren Kalium mit Bananen, aber Avocados können mehr davon enthalten. Da sie weniger Kohlenhydrate enthalten, bieten Avocados eine alternative Option für den Kaliumbedarf. Kalium kann helfen, den Blutdruck zu senken.

Kapitel 4:
Effektive Low-Carb-Ernährung mit gesunden Gewohnheiten

Inzwischen haben Sie von allen Vorteilen der Low-Carb-Diät gehört. Sie sollten eine gute Vorstellung davon haben, welche Arten von kohlenhydratarmen Diäten es gibt und welche Sie für Ihr Diabetes-Management verwenden möchten. Sie sollten auch eine Vorstellung davon haben, welche Arten von Lebensmitteln Sie zu sich nehmen können und wie Ihre Mahlzeiten aussehen werden. Eine kohlenhydratarme Diät ist nur die halbe Miete im Umgang mit Diabetes. Aber lassen Sie sich nicht entmutigen, denn dies ist ein Schritt in die richtige Richtung. Ich denke, dass es ausreicht, sich Rezepte für Diabetiker im Internet zu suchen, also werde ich hier keine aufführen. Ich werde über die gefürchtete sportliche Betätigung sprechen, sowie über das intermittierende Fasten als ein weiteres Werkzeug, das Sie gegen den Diabetes auf Lager haben sollten. Ich kann mir schon vorstellen, dass einige von Ihnen bei der bloßen Erwähnung des Wortes „Fasten" mit den Augen rollen. Das ist amüsant, weil Sie bereits täglich fasten – jedes

Mal, wenn Sie zu Bett gehen. Fasten wird auf der ganzen Welt von verschiedenen Kulturen und Religionen praktiziert. Wenn die Hindus, die Buddhisten und die muslimische Bevölkerung es können, können Sie es auch. Wenn weit über ein Viertel der Weltbevölkerung fasten kann, dann können Sie es auch.

Gesunde Gewohnheit Nr. 1: Hüten Sie sich vor dem großen Frühstück

Seit wir in der Grundschule sind, wird uns eingetrichtert, dass ein gesundes, vollwertiges Frühstück der Schlüssel zu einer optimalen Ernährung ist. Wir hören solche Sprüche wie „das Frühstück ist die wichtigste Mahlzeit des Tages". In Wahrheit ist das Frühstück optional. Denn zu viele Menschen nutzen das Frühstück als Ausrede, um sich gleich morgens mit Essen vollzustopfen. Und was für Dinge essen wir am Morgen? Uns steht eine Fülle von zuckerhaltigen Frühstücksflocken, süßem Gebäck, Pfannkuchen, Brötchen und anderem Weißbrot sowie zuckerhaltigen Gebräuen von Ihrem örtlichen Starbucks zur Verfügung. Beachten Sie, dass all diese Lebensmittel entweder einen hohen Anteil an Zucker oder an raffinierten Kohlenhydraten haben. Keineswegs der ideale Weg, um den Tag zu beginnen. Dennoch profitieren die Lebensmittelunternehmen, die für diese Produkte werben, davon, die „wichtigste Mahlzeit des Tages" zu propagieren.

Die Vorstellung, dass eine einzelne Mahlzeit die wichtigste sein soll, ist absurd. So etwas gibt es nicht. Alle Mahlzeiten sind gleich wichtig, besonders wenn es um die Regulierung Ihres Blutzuckers geht. Ein einfaches Protokoll, das Sie beim Frühstück befolgen können, besteht darin, sich zwei Fragen zu stellen. Erstens: Sind Sie hungrig? Wenn Sie nicht hungrig sind, dann essen Sie nichts. So einfach ist das. Allzu oft gehen wir davon aus, dass das Frühstück die einzige Mahlzeit ist, die wir für eine Weile zu uns nehmen werden, sodass wir dazu neigen, präventiv zu essen, auch wenn wir gar nicht so hungrig sind. Ein Fastenbrechen zur Mittagszeit unterscheidet sich kaum von einem Fastenbrechen um 8 Uhr morgens. Die zweite Frage, die Sie sich stellen sollten, ist: Wie steht es um meinen Blutzuckerspiegel? Wenn Sie aufwachen und feststellen, dass er etwas zu niedrig ist, sollten Sie auf jeden Fall etwas essen, um ihn wieder in den vorgeschriebenen Bereich zu bringen.

Viele Diabetiker frühstücken jeden Tag im Rahmen ihres Diätplans. Das ist völlig in Ordnung, solange Sie Ihren Kalorienbetrag eingrenzen. Das eigentliche Problem besteht in dem „vollen" oder „großen" Frühstück, das oft als gesund angepriesen wird. Bei einer kohlenhydratarmen Diät sollten Sie kein süßes Gebäck wie Donuts essen und auch die meisten Frühstücksflocken und Weißbrot sollten vermieden werden. Ein gesundes leichtes Frühstück kann aus einer Tasse Kaffee, einem Omelett und ein paar Beeren bestehen. Übertreiben Sie es nicht mit zu vielen Eiern oder Milchprodukten.

Kein großes Frühstück im „englischen" Stil oder dergleichen.

Gesunde Gewohnheit Nr. 2: Portionskontrolle

Sie brauchen wahrscheinlich sowieso kein großes Frühstück. Wenn Sie zu viel essen, wird Ihr Blutzuckerspiegel über den vorgeschriebenen Bereich hinaus ansteigen. In der Tat ist es schlecht für Ihren Diabetes, bei jeder Mahlzeit zu viel auf den Teller zu packen. Eine bessere Option ist es, die Größe jeder Mahlzeit zu kontrollieren, damit Ihr Blutzuckerspiegel kontrolliert ansteigt. Wenn das ein Problem für Sie darstellt, müssen Sie lernen, wie Sie Essattacken stoppen können. Auch wenn Sie zu den Mahlzeiten nicht viel essen, sollten Sie lernen, wie Sie Ihr Essen portionieren. Da eine kohlenhydratarme Ernährung oft wenig verarbeitete Lebensmittel enthält, müssen Sie lernen, Ihre Lebensmittelportionen selbst abzumessen. Verabschieden Sie sich von den netten Kalorienangaben auf der Rückseite der Verpackungen. Keine Sorge, das Portionieren Ihrer Mahlzeiten ist relativ einfach. Es erhöht nur geringfügig den Gesamtaufwand für die Nahrungszubereitung.

Das Erste, worüber Sie Bescheid wissen müssen, sind Messungen. Die gute Nachricht ist, dass Sie kein präzises Messgerät benötigen, um abzuschätzen, wie viel Essen Sie vor sich haben. Es gibt einfache Regeln, die Sie dabei anleiten können. Messutensilien zu haben, schadet nie, aber nicht jeder wird Zugang zu ihnen haben. Im Folgenden finden Sie eine allgemeine Liste mit Tipps zum Abmessen der Portionen von häufig verwendeten Lebensmitteln:

- Eine Portion Fleisch entspricht etwa 85 g, das ist das ungefähre Äquivalent eines Standard-spielkartenspiels.
- Milchprodukte (Käse, Joghurt, etc.) sollten in Portionen von 30 g konsumiert werden. Dies entspricht sechs normalen Spielwürfeln.
- Eine Portion Obst ist etwa so groß wie ein Tennisball.
- Eine Portion rohes Blattgemüse ist eine Tasse. Sie können zum Abmessen auch beide Hände benutzen. Vieles, was in Ihre beiden Hände passt, entspricht etwa einer Tasse.
- Eine Portion gekochtes Gemüse ist eine halbe Tasse, oder ungefähr das, was Sie in einer Hand tragen können.
- Eine Portion Brot entspricht etwa einer Scheibe.
- Eine Portion Reis oder gekochte Nudeln entspricht einer Dritteltasse.
- Eine Portion Kartoffeln oder Mais macht ca. eine halbe Tasse aus.
- Eine Portion trockenes Müsli entspricht ca. einer Dreivierteltasse.
- Eine Portion Alkohol sind entweder 340 ml Bier oder 170 ml Wein.

Die Nahrungsaufnahme sollte durch Ihren Blutzuckerspiegel und nicht durch Hunger reguliert

werden. Sie sollten mindestens vor jeder Hauptmahlzeit Ihren Blutzuckerspiegel kontrollieren.
Wenn Sie Frühstück, Mittag- und Abendessen als
Hauptmahlzeiten betrachten, dann sind das drei
Kontrolltermine. Manchmal wird empfohlen, dass
Diabetiker häufigere, kleinere Mahlzeiten zu sich
nehmen sollten, um den Blutzucker besser zu regulieren. Häufigere Mahlzeiten führen jedoch zu
einem Anstieg des Insulinspiegels, und wenn zwischen den Mahlzeiten nicht genügend Zeit liegt,
sinkt der Insulinspiegel nicht so schnell wie normalerweise. Sprechen Sie auf jeden Fall mit Ihrem
Arzt, bevor Sie die Häufigkeit Ihrer Mahlzeiten
ändern. Wenn Sie bereits drei bis vier Mahlzeiten
pro Tag essen und das für Sie funktioniert, dann
ist es besser, dabei zu bleiben. Wenn Ihr Arzt mehr
Mahlzeiten empfohlen hat, dann sollten Sie sich
daran halten. Beachten Sie, dass die Häufigkeit der
Mahlzeiten direkt mit den von Ihnen eingenom-
menen oralen Medikamenten, einschließlich Insulinbehandlungen, zusammenhängt, weshalb Sie unbedingt mit Ihrem Arzt darüber sprechen sollten.

Achten Sie darauf, dass Ihre Portionen zu den Mahlzeiten passen. Die Portionsangaben, die sich auf die
Mindestmenge an Lebensmitteln, aus der sich der
Kalorien- und Nährstoffgehalt ergibt, beziehen, ent-
sprechen nicht jenen Portionen der Menge an Nahrung, die Sie bei einer Mahlzeit verzehren. Wenn Ihre
Diabetiker-Diät drei Portionen Obst an einem Tag
vorsieht, könnten Sie diese aufteilen, indem Sie zu jeder Mahlzeit einen Apfel, eine Orange oder eine Bir-

ne essen. Oder Sie könnten einen Apfel zum Frühstück, eine halbe Banane zum Mittagessen und den
Rest der Banane zum Abendessen essen. Eine Banane in voller Größe entspricht normalerweise zwei
Portionen Obst.

Die Unterscheidung zwischen angegebener Portionsgröße und tatsächlich verspeisten Portionen ist extrem wichtig, wenn Sie verpackte Lebensmittel essen.
Betrachten Sie den Behälter eines zuckerhaltigen Getränks (nicht, dass Sie es überhaupt trinken sollten).
Auch wenn auf dem Etikett steht, dass eine Portion
350 ml beträgt, kann die Flasche 500 ml enthalten. Die
angegebene oder empfohlene Portion eines großen
Schokoriegels könnte die Hälfte oder sogar nur ein
Viertel des Produkts sein. Einige dieser Lebensmittel
sind jedoch darauf ausgelegt, auf einmal gegessen zu
werden, und Sie können sich vorstellen, was das mit
Ihrer Ernährung macht. Lesen Sie die Verpackungen
sorgfältig, um die angemessene Portionsgröße zu ermitteln, und passen Sie diese an Ihre vorgegebenen
Portionen für die jeweilige Mahlzeit an.

Ziehen Sie die Verwendung von Portionstellern,
Messbechern und Löffeln in Betracht, um das Zählen Ihrer Portionen zu vereinfachen. Kaufen Sie auch
kleinere Teller, Schüsseln und Tassen, damit Sie weniger Gefahr laufen, die zugewiesene Portionsgröße
zu überschreiten. Der Rest ist wirklich ganz Ihnen
überlassen. Wenn Sie zwischen den Mahlzeiten Hunger bekommen, essen Sie keine Zwischenmahlzeiten,
da dies Ihre zugeteilten Portionen überschreiten wür-

de. Wenn Sie nach einer Mahlzeit einen ersten oder sogar zweiten Nachschlag essen, überschreiten Sie ebenfalls Ihre zugeteilte Portionsgröße. Die einfache Antwort lautet, es nicht zu tun. Wählen Sie bei jeder Mahlzeit Kombinationen von Lebensmitteln, die von Natur aus sättigend sind, wie z. B. hochwertiges tierisches Fleisch.

Gesunde Gewohnheit Nr. 3: intermittierendes Fasten

Der Verzicht auf Zucker und raffinierte Kohlenhydrate in der Ernährung begrenzt also den Anstieg des Blutzuckerspiegels. Die Begrenzung des Anstiegs des Blutzuckerspiegels senkt den Insulinspiegel. Die Senkung des Insulinspiegels verringert die Insulinresistenz, was wiederum zu einer weiteren Senkung des Insulinspiegels führt. Je niedriger Ihr Insulinspiegel ist, desto weniger überschüssige Glukose ist vorhanden und desto weniger Glukose kann in Fett umgewandelt werden. Aber was passiert, wenn Sie bereits große Fettreserven haben? Die Bildung von neuem Fett durch die Ernährung einzuschränken ist ein guter Schritt, aber manchmal muss man das Fett loswerden, das sich in den inneren Organen und unter der Haut angesammelt hat. Zusätzlich unterbricht das Fasten den endlosen Zyklus der Insulinresistenz, der durch ständige Insulinspitzen entsteht. Wenn Sie fasten, erleben Sie keine Glukosespitzen, was nur die Insulinreaktion senkt. Wenn häufiges Essen und Naschen schlecht für den Insulinspiegel sind, dann besteht das Gegenmittel darin, gar nichts zu essen. Da alle Lebensmittel den Insulinspiegel erhöhen, bietet der Verzicht auf diese Lebensmittel die einzige Möglichkeit, ihn zu senken.

Erinnern Sie sich daran, was ich in den vorherigen Kapiteln über den Grundumsatz gesagt habe. Auch wenn Sie weniger Kalorien essen, verschiebt sich die Anzahl der Kalorien, die Sie täglich verbrennen, damit Sie nicht verhungern. Zuerst müssen die Glukosespeicher aufgebraucht werden. Sobald das passiert, geht Ihr Körper in einen Zustand der Ketose über, in dem Fett zu Ketonkörpern abgebaut wird, die Sie zur Energiegewinnung nutzen können. Die Ketose verbrennt das Fett, ohne dass Sie etwas dafür tun müssen. Eine Möglichkeit, die Ketose nach den Vorschriften der ketogenen Diät zu erreichen, besteht darin, den Konsum von Kohlenhydraten stark einzuschränken. Eine andere Möglichkeit, die Ketose zu erreichen, besteht darin, einfach über längere Zeiträume nichts zu essen. Der Hauptgrund, warum kalorienbeschränkende Diäten nicht funktionieren, besteht darin, dass der Körper gerade genug Brennstoff erhält, um lebenswichtige Körperfunktionen aufrechtzuerhalten. Wenn jemand 1000 Kalorien bei einer kohlenhydratreichen Diät isst, sagt sein Körper: „Oh hey, schau mal, Energie! Das ist nicht das, was ich normalerweise bekomme, also werde ich mich mit dem begnügen, was ich habe." Die Menge an Fett in ihrem System bleibt die gleiche. Die Menge an Glukose im Blut bleibt, obwohl sie niedriger ist, ebenfalls stabil. Lebensnotwendige Körperfunktionen wie der

Blutkreislauf und der Gehirnstoffwechsel werden gerade so weit verlangsamt, dass der Körper erhalten wird. Ihr Körper wird alles tun, was er kann, um den letzten Tropfen Glukose, der ihm zur Verfügung steht, herauszuquetschen. Dies ist das, was wir normalerweise als Hungermodus bezeichnen, und es unterscheidet sich erheblich von der Ketose.

In der Ketose sagt der Körper: „Oh je, ich bin am Ende meiner Kräfte. Ich muss den alten Fettspeicher aufbrechen, damit ich die Energie bekomme, die ich zum Überleben brauche." Sie haben in der Ketose mehr Energie als im Hungermodus, weil Ihr Körper weiß, dass er die Energie braucht, um Nahrung zu finden. In prähistorischen Zeiten wurde diese Energie zum Jagen, Plündern und zur sonstigen Nahrungssuche benötigt. Aber Sie müssen nicht zu prähistorischen Extremen übergehen, um vom Fasten zu profitieren. Sie fasten bereits jede Nacht für (hoffentlich) sechs bis acht Stunden. Was machen da weitere acht oder zehn Stunden aus?

Realistisch betrachtet werden Sie die Ketose nicht erreichen, indem Sie einfach zehn Stunden lang nichts essen. Die Reaktion des Körpers auf eine Hungersnot ist komplex. Sie lässt sich in fünf aufeinanderfolgenden Schritten zusammenfassen:

1. **Normales Essen**

   Dies ist ziemlich offensichtlich. Sie essen etwas, und der Körper wandelt es in Ener-

gie um. Insulin steigt an, um die Aufnahme
von Glukose ins Blut zu erhöhen. Zellen, die
Glukose direkt zur Energiegewinnung nutzen können, nehmen sich, was benötigt wird.
Dazu gehören die Muskeln, das Gehirn und
die Organsysteme. Was immer an überschüs-
siger Glukose übrig bleibt, wird zur Leber
geleitet, wo es als Glykogen eingespeichert
wird.

2. **Sechs bis 24 Stunden nach dem Essen**

Wenn die Glukose verbraucht wird, sinkt der
Insulinspiegel. Sobald die Muskeln, das Gehirn und die Organsysteme keine Energie
mehr aus der Blutglukose beziehen, beginnen
die Glykogenspeicher in der Leber mit der
Umwandlung in Glukose. Glykogenspeicher
können bis zu 24 Stunden reichen.

3. **24 Stunden bis zwei Tage nach dem Essen**

Bei der Glykogenese werden Nicht-Koh-
lenhydratquellen in Glukose umgewandelt.
Dazu gehören Glycerin und Aminosäuren.

4. **Ein bis drei Tage nach dem Essen**

Ketose. Fett in Form von Triglyceriden wird
in drei Fettsäuren aufgespalten. Einige Struk-
turen im Körper können dieses Fett direkt

zur Energiegewinnung nutzen, nicht aber das Gehirn. Die Fettsäure wird weiter in Ketonkörper zerlegt, die 75 % der Körperfunktionen mit Energie versorgen.

5. Fünf Tage und mehr

Fünf Tage nach der letzten Nahrungsaufnahme versucht der Körper verzweifelt, Muskelmasse zu erhalten, indem er Wachstumshormone freisetzt. Der Grundumsatz wird rein durch Fettsäuren und Ketone betrieben. Erhöhte Adrenalinausschüttung verhindert ein Absinken des Stoffwechsels.

Es dauert mindestens 24 Stunden, bis nach der letzten Mahlzeit die Ketose einsetzt. Am besten nutzen Sie intermittierendes Fasten in Form von 24- bis 36-stündigem Fasten zweimal pro Woche. Sobald Sie in dieser Ketose-Phase sind, können Sie ganz einfach Fett verbrennen.

Wenn ich Sie immer noch nicht davon überzeugt habe, dass Fasten erstrebenswert ist, betrachten Sie die vielen verschiedenen Diäten, die es gibt. Diäten sind komplex, teuer und zeitaufwendig. Die Zubereitung von Mahlzeiten nimmt Zeit und Mühe in Anspruch. Gesunde Lebensmittel aus Bio- oder Freilandhaltung sind für manche unerschwinglich. Beim Fasten müssen Sie weder Zeit noch Geld aufwenden. Es funktioniert einfach, ohne dass Sie etwas tun müssen.

Wie Sie erfolgreich fasten

Die Regeln für das Fasten sind einfach. Sie dürfen kalorienfreie Flüssigkeiten trinken, Medikamente einnehmen und ein Multivitaminpräparat verwenden. Alle Formen der Kalorienaufnahme sind nicht erlaubt, bis das Fasten vorbei ist. Sie fragen sich wahrscheinlich, was mit Ihrem Blutzucker passiert. Wenn Sie über einen längeren Zeitraum nichts essen, kann es zu einer Unterzuckerung kommen, ja. Aber nicht für lange. Die Ketose setzt ein, und Sie erhalten einen Energieschub. Wenn Sie Medikamente einnehmen, müssen Sie mit Ihrem Arzt sprechen, bevor Sie eine Fastenkur ausprobieren. Dies ist nicht verhandelbar. Die Medikamente, die Sie während der Fastenkur einnehmen, können zu einer Hypoglykämie führen. Wenn das passiert und Sie Zucker zu sich nehmen müssen, um den Blutzuckerspiegel wieder zu erhöhen, brechen Sie das Fasten im Grunde. Da Sie nichts essen werden, sollte der Blutzucker nicht ansteigen. Wenn der Blutzuckerspiegel dennoch über Ihren Zielbereich steigt, müssen Sie entsprechende Medikamente einnehmen.

Der Blutzuckerspiegel kann am Morgen ansteigen. Dies wird manchmal als das „Dawn-Phänomen" („dawn", engl. „Morgengrauen") bezeichnet. Normalerweise bereitet sich der Schlaf-Wach-Rhythmus des Körpers auf den kommenden Tag vor. Ihr Körper schüttet Adrenalin, Cortisol und verschiedene andere Hormone aus, um Ihnen einen Weckruf zu geben. Bei Diabetikern will die Fettleber verzweifelt ihre Glykogenspeicher loswerden, also gibt sie Glukose in den Blutkreislauf ab. Diese Reaktion wird erwartet und ist ein Zeichen dafür, dass der Körper seine Zuckerentgiftung beginnt. Wenn Sie nichts essen, woher sollte die Glukose sonst kommen als aus dem Inneren Ihres Körpers? Sie sollten das Dawn-Phänomen gleich nach dem ersten Fasten erwarten, aber es kann auch später auftreten. Ihr Körper wird sich daran gewöhnen, je mehr Sie das Fasten üben. Wenn der Blutzucker außerhalb Ihres Zielbereichs liegt, nehmen Sie entsprechende Medikamente ein.

Beginnen Sie Ihr Fasten, indem Sie Ihren Blutzuckerspiegel überprüfen und mindestens 225 ml Wasser trinken. Wenn Sie von einfachem Wasser gelangweilt sind, können Sie Limettensaft oder aufgeschnittene Scheiben von Orangen und anderen Zitrusfrüchten in einem großen Krug hinzufügen, um den Geschmack aufzuwerten. Alle Arten von schwarzem und grünem Tee sind erlaubt, solange sie kalorienfrei sind. Kaffee, koffeinhaltig oder entkoffeiniert, ist ebenfalls erlaubt, aber ohne jegliche Süßstoffe. Ein wenig Milch oder Kaffeesahne ist trotz einiger Kalorien in Ordnung. Für längeres Fasten können Sie selbstgemachte Knochenbrühe aus Rinder-, Schweine- oder Hühnerknochen verwenden. Diese Brühen helfen, den Natriumspiegel aufrechtzuerhalten. Wenn das Fasten vorbei ist, stellen Sie sicher, dass Sie es mit einer kleinen Mahlzeit brechen. Wenn Sie zu viel essen, kann dies Ihren Magen belasten oder Sie bekommen heftige Kopfschmerzen.

Sie werden Hungerperioden durchleben. Der beste Weg, mit ihnen umzugehen, besteht in der Einnahme von reichlich Antioxidantien, die in Kaffee und grünem Tee enthalten sind. Versuchen Sie, sich den ganzen Tag über zu beschäftigen, denn ein abgelenkter Geist ist in der Lage, Hungersignale zu ignorieren. Andere Symptome sind Schwindel, Muskelkrämpfe und Kopfschmerzen. Schwindel ist in erster Linie auf Dehydrierung zurückzuführen, trinken Sie also viel Wasser. Sowohl Muskelkrämpfe als auch Kopfschmerzen können auf eine zu geringe Natriumaufnahme zurückzuführen sein. Erwärmen Sie die Knochenbrühe mit Meersalzkristallen, nehmen Sie eine Magnesiumtablette oder versuchen Sie ein entspannendes Bittersalzbad. Am Anfang werden Sie Lethargie verspüren, aber sobald die Ketose einsetzt, sollten Sie sich energiegeladener fühlen. Wenn die Lethargie anhält, ist es an der Zeit, Ihren Blutzuckerspiegel zu überprüfen.

Diabetiker müssen kontinuierlich von einer medizinischen Fachkraft überwacht werden. Wenn Sie versuchen zu fasten, muss Ihr Arzt wissen, wann Sie es tun und für wie lange. Er sollte auch Ihre Glukosewerte kennen. Die Zustimmung des Arztes ist auch deshalb empfehlenswert, weil er eine vollständige Liste der Medikamente hat, die Sie einnehmen. Einige Medikamente zur Regulierung des Blutdrucks können Schwindelgefühle verursachen. Wenn Medikamente mit Lebensmitteln eingenommen werden müssen, können Sie versuchen, sie mit einer kleinen Portion Blattgemüse einzunehmen.

Insulin-Medikamente bringen Ihre Blutzuckerwerte nach unten. Bei einer Hypoglykämie müssen Sie Zucker oder Glukosetabletten einnehmen, um die Werte in den Normalbereich zu bringen. Wenn Sie anhaltende Symptome wie Kopfschmerzen, Energiemangel, Durchfall oder Erbrechen verspüren, brechen Sie das Fasten sofort ab und suchen Sie einen Arzt auf.

Wenn Sie sich dazu entscheiden, während des Fastens zu trainieren, belassen Sie es bei einem leichten Programm. Trainieren Sie nicht, wenn Ihr Blutzuckerspiegel zu hoch oder zu niedrig ist.

Es gibt keine magische Formel, die bewirkt, dass das Fasten für Sie funktioniert. Sie werden mit der Häufigkeit und Dauer des Fastens experimentieren müssen. Ein populäres leichtes Fasten, das von vielen verwendet wird, besteht aus acht Stunden Schlaf und weiteren acht Stunden wachem Fasten. Das sind insgesamt 16 Stunden, mit einem 8-Stunden-Zeitfenster zum Essen. Zu den intensiveren Fastenarten gehören das 24-Stunden-Fasten und das 36-Stunden-Fasten. Beim 24-Stunden-Fasten isst man am ersten Tag zu Abend und dann bis zum Abendessen am darauffolgenden Tag nichts. Es gibt jedoch auch Fälle von krankhaft fettleibigen Diabetikern, die über mehrere Wochen oder sogar Monate am Stück fasten und damit gute Abnehmerfolge erzielen. Einen guten Startpunkt bietet das 16-Stunden-Fasten. Sie können dieses jeden zweiten Tag, dreimal die Woche oder an jedem Wochentag durchführen. Oder Sie können zwei 24- oder 36-Stunden-Fasten-Intervalle auf die Woche verteilen. Der Montag beginnt mit einem 36-Stunden-Fasten, gefolgt von einem weiteren am Mittwoch oder Donnerstag. Sie müssen dabei die notwendige „Buchhaltung" erledigen, um den Gewichtsverlust und die Blutzuckerwerte nachzuverfolgen. Dadurch können Sie sehen, welches Programm für Sie am besten funktioniert.

Gesunde Angewohnheit Nr. 4: Bewegen Sie sich

Obwohl die Gesamtmenge der verbrannten Kalorien durch moderates Training im Vergleich zum Grundumsatz nichtig ist, reicht diese geringe Zunahme an verbrannten Kalorien aus, um langfristig Gewicht zu verlieren. Und nicht nur das: Bewegung kommt Ihnen in mehrfacher Hinsicht zugute. Sie müssen keine Marathons laufen oder hundert Pfund über Ihren Kopf heben, um von diesen Vorteilen zu profitieren. Schon 30 Minuten Gymnastik an vier bis sieben Tagen pro Woche können ausreichen, um Ihr Gewicht zu reduzieren. Natürlich können Sie jederzeit die Intensität oder Häufigkeit erhöhen, wenn Sie dies wünschen.

Der offensichtliche Vorteil ist, dass man von der Couch oder dem Computersessel wegkommt. Diese Umgebungen verleiten Sie dazu, mehr zu essen.

Wenn wir eine Mahlzeit zubereiten, ist unsere erste Neigung, sich vor einen Bildschirm zu setzen, um beim Essen etwas zu schauen. Dies ist eine schlechte Angewohnheit, die gestoppt werden muss. Sie führt dazu, dass Sie Ihr Essen hinunterschlingen, anstatt es gründlich zu kauen, und sie konditioniert Ihr Gehirn darauf, das Anschauen von Bildschirmen mit dem Essen zu assoziieren. Wenn Sie sich aus diesen Umgebungen entfernen, und sei es auch nur für eine kurze Zeit, bekämpfen Sie den Drang, zu essen.

Bewegung bringt den Blutkreislauf und die Herzfrequenz in Schwung. Dies bietet einen langfristigen Schutz gegen Herz-Kreislauf-Erkrankungen. Selbst wenn Sie nicht wegen der Gewichtsabnahme Sport treiben, sind allein diese beiden Vorteile ein Grund, warum Sie Sport treiben sollten. Denken Sie daran, dass Diabetiker ein erhöhtes Risiko für Herzinfarkt und Schlaganfall haben. Regelmäßige Bewegung in moderatem Tempo ist eines der besten Dinge, die Sie tun können, um dieses Risiko zu senken. Dies ist die eine Sache, die andere besteht darin, mit dem Rauchen aufzuhören.

Egal, wie alt Sie sind, jeder kann ein wenig mehr Muskeln gebrauchen. Sie benutzen Ihre Muskeln jeden Tag. Große Muskelgruppen wie die in den Beinen und im Oberkörper werden nur bei Bewegung benutzt. Wenn Sie die meiste Zeit des Tages still sitzen, werden diese Muskeln nicht richtig trainiert.

Bewegung senkt vorübergehend Ihren Blutzucker, was einige Stunden nach der Einnahme einer schweren Mahlzeit hilfreich sein kann.

Die vier „Don'ts" der diabetischen Gewohnheiten

Eine Diät allein kann Sie nicht sehr weit bringen, wenn Sie ansonsten schlechte Gewohnheiten haben. Hier ist eine Liste von Dingen, gegen die Sie sich mit all Ihrer Willenskraft wehren müssen. Das mag am Anfang schwer sein, aber mit mehr Übung gewinnen Sie den nötigen Schwung, um sie zu überwinden.

1. KEINE SNACKS

Die in diesem Buch vorgestellten kohlenhydratarmen Diäten sind so konzipiert, dass sie so sättigend wie möglich sind. Wenn Sie Zwischenmahlzeiten einnehmen, dann nur zu dem Zweck, Ihren Blutzucker in den richtigen Bereich zu bringen. Essen Sie nichts zwischendurch, auch dann nicht, wenn Sie zwischen den Mahlzeiten hungrig werden. Es ist besser, diesem Hunger zu widerstehen, und wenn Sie das nicht können, verwenden Sie kohlenhydratarme Lebensmittel, die trotzdem zu Ihren Makronährstoffen passen. Essen Sie keine Proteinriegel, Müsliriegel, Studentenfutter oder Schokolade. Dunkle Schokolade ist in Maßen in Ordnung, aber Sie tun sich selbst einen Gefallen, wenn Sie stattdessen zu einem Apfel oder zu Selleriestangen greifen.

2. KEIN ZUCKER

Der regelmäßige Konsum von Zucker ist eine der am schwierigsten zu überwindenden Gewohnheiten. Aus offensichtlichen Gründen darf in Ihren täglichen Mahlzeiten kein Zucker enthalten sein. Die einzige mögliche Ausnahme sind seltene Feiertage oder Familienfeiern, aber selbst dann sollten Sie besser darauf verzichten.

3. KEINE AUSREDE FÜR MANGELNDE BEWEGUNG

Die Bedeutung von Bewegung kann nicht hoch genug eingeschätzt werden. Jedes Mal, wenn Sie eine geplante Trainingseinheit verpassen, verpassen Sie deren gesundheitliche Vorteile. Es gibt nur so viele Tage im Jahr, an denen Sie diese Termine mit sich selbst oder die Yogastunde verpassen können. Wann immer Sie nachlassen, lassen Sie dem Diabetes die Oberhand. Meistens sind die Ausreden dazu lahm. „Ich habe keine Zeit, ins Fitnessstudio zu fahren" – dann gehen Sie eben in Ihrer Nachbarschaft spazieren. „Ich kann mir kein Fitnessstudio leisten" – noch einmal, Laufen ist kostenlos. Die einzige gültige Ausrede, nicht zu trainieren, haben Sie, wenn Ihr Blutzuckerspiegel zu niedrig oder zu hoch ist. Aber wenn es sich dabei um einen chronischen Zustand handelt, müssen Sie mit Ihrem Arzt darüber sprechen, wie Sie ihn in den Griff bekommen, wenn es Zeit ist, zu trainieren.

4. KEIN WEISSBROT

Dies umfasst alle Arten von Backwaren, nicht nur Brot. Keine Brötchen, Muffins, Kuchen oder Tortillas aus Weizenmehl. Wenn Sie etwas Gebäck essen müssen, wählen Sie die Vollkornvariante. Am besten verwenden Sie ein Spezialmehl wie Mandel- oder Walnussmehl.

Kapitel 5:
Überprüfen Sie Ihren Fortschritt

Sobald Sie eine kohlenhydratarme Ernährung und ein Bewegungsprogramm etabliert haben, sind Sie auf dem besten Weg, den Diabetes in den Griff zu bekommen. Ich zögere damit, das Wort „Heilung" zu verwenden, weil eine solche anhand der Literatur und der persönlichen Anekdoten von Menschen, die an Diabetes leiden, noch nicht abzusehen ist. Die Symptome von Diabetes können durch Medikamente kontrolliert werden. Durch die richtige Ernährung und Bewegung können die zugrunde liegenden Mechanismen der Krankheit gemildert werden. Doch was passiert, sobald Sie aufhören, auf Ihre Ernährung zu achten? Was passiert, wenn Sie gute Fortschritte machen und Sie beschließen, zur Belohnung jeden Morgen einen Donut zu essen? Sie kennen wahrscheinlich schon die Antwort. Die Blutzuckerkonzentration schießt in die Höhe, das Insulin folgt, und plötzlich sind Sie wieder Diabetiker. Natürlich ist es etwas komplexer als das. Je mehr Sie sich in Diäten und kohlenhydratarmer Ernährung üben, desto besser wird Ihr Körper darin, den Blutzucker zu regulieren. Für viele ist das Erreichen einer komfortablen Balance zwischen dem Management der Krankheit, dem Lebensstil und den Symptomen gut genug als Heilung. Ich hoffe, Sie gehören zu diesen Menschen.

Die offensichtlichen Kriterien, deren Daten Sie auf Ihrer Reise zur Bewältigung von Diabetes notieren sollten, sind Gewicht und Nüchternblutzucker. Sie können auch Ihren Hämoglobin-A1C-Wert jedes Mal notieren, wenn Ihr Arzt Sie daraufhin testet. Das ultimative Ziel für die meisten Diabetiker ist es, die Krankheit in den Griff zu bekommen, ohne Medikamente einnehmen zu müssen. Dies gilt für Typ-2-Diabetiker, aber nicht für diejenigen, die an Typ 1 leiden. Sie benötigen trotz allem Insulinmedikamente, wenn sie Typ 1 haben. Der Typ-2-Diabetiker kann jedoch mit einer kohlenhydratarmen Ernährung, regelmäßigem Fasten und einem gesunden Lebensstil eine höhere Insulinempfindlichkeit erreichen.

Ein Ernährungstagebuch beginnen

Ein Ernährungstagebuch muss nicht so komplex sein, wie es klingt. Alles, was Sie brauchen, sind Grundkenntnisse in einem Tabellenkalkulationsprogramm wie Microsoft Excel oder Google Sheets. Sie können auch altmodisches Papier verwenden, aber Sie verpassen dabei die zusätzlichen Funktionen von Tabellenkalkulationen. Eine weitere Option ist die Verwendung einer Drittanbieter-Anwendung auf Ihrem persönlichen Gerät, um die täglichen Mahlzeiten und die Blutzuckerwerte nachzuverfolgen. Die Verwendung der Tabellenkalkulation gibt Ihnen meiner Meinung nach

die meiste Kontrolle. Das Führen eines Ernährungsta-
gebuchs kann für manche Menschen sehr anstrengend
sein. Die einfachste Methode besteht darin, nachzuverfolgen, welche Lebensmittel und welche Portionen
Sie essen, und zusätzlich dazu den Blutzuckerspiegel
zwei Stunden nach Beendigung der Mahlzeit. Es ist in
Ordnung, wenn Sie hier und da ein paar Einträge ver-
gessen, solange Sie in der Lage sind, über Ihre Fortschritte Rechenschaft abzulegen.

Eine Spalte sollte dem Datum gewidmet sein. Als
Nächstes legen Sie eine Spalte für jede Hauptmahlzeit
an, die Sie einnehmen. Am einfachsten ist es, Spalten
mit den Überschriften „Frühstück", „Mittagessen"
und „Abendessen" zu gestalten – oder „Frühstück",
„Mittagessen", „Nachmittagssnack" und „Abendessen", wenn Sie vier Mahlzeiten einnehmen. Neben
jeder dieser Spalten sollte eine weitere Spalte für die
Aufzeichnung des Blutzuckerspiegels zwei Stunden
nach der Mahlzeit stehen. Wenn Sie etwas anspruchs-
voller sind, können Sie auch Ihre Makronährstoffe
und Kalorien aufzeichnen.

Wenn Sie Ihre Gewichtsziele erreichen, suchen Sie
nach Möglichkeiten, Ihre Ernährung anzupassen.
Wenn Sie stark übergewichtig oder fettleibig sind,
werden Sie direkt von einer Keto-Diät profitieren.
Sobald Ihr Gewicht jedoch auf ein normales Maß
sinkt, können Sie eine Erhöhung der Kohlenhydrat-
aufnahme in Betracht ziehen. Wenn Sie kohlenhy-
drathaltiges Essen mögen, wird dies eine Form der
Belohnung sein.

Kohlenhydratarme Diäten sind schwer durchzuhalten. Sie sind effektiv beim Abnehmen, aber sie haben ihren Preis.

Regelmäßige Wiegevorgänge durchführen

Warten Sie nicht, bis Sie in der Arztpraxis oder Klinik von Ihrem Gewicht überrascht werden. So wie Ihren Blutzuckerspiegel sollten Sie auch regelmäßig Ihr Gewicht überprüfen. Sie können sich dieses entweder einprägen oder die Daten auf einem einfachen Notizblock notieren. Sie können auch eine Tabellenkalkulation verwenden. Ich verwende am liebsten eine Kalender-App und schreibe mein Gewicht an jedem Tag auf. Die beste Zeit, um sich zu wiegen, ist am Morgen. Neben dem Gewicht sollten Sie auch den Körperfettanteil (KFA) und den Body-Mass-Index (BMI) nachverfolgen. Wie Sie vielleicht wissen, wird Fettleibigkeit anhand des BMI klassifiziert.

Der einfachste Weg, den KFA zu berechnen, ist die Verwendung eines Online-Tools, wie z. B. das unter https://science-fitness.de/kfa-rechner. Sie müssen auch wissen, wie man ein Maßband benutzt. Sie geben einfach Ihre Körpermaße ein, geben an, ob Sie männlich oder weiblich sind, und erhalten dann das Ergebnis. Beachten Sie, dass dieses Tool Ihren KFA nur anhand Ihres BMI schätzt. Andere Methoden beinhalten die Verwendung von Körperfettmessschiebern, um die Hautfalten an wichtigen Stellen des Körpers zu messen. Den präzisesten Weg, den KFA zu ermitteln, bieten ausgefeilte Labortests. Fragen Sie Ihren Arzt nach diesen Tests, wenn Sie daran interessiert sind.

Ihren BMI zu berechnen ist einfacher. Sie können einen Online-Rechner verwenden, aber ich werde Ihnen einfach die Formel geben. Sie teilen Ihr Körpergewicht in Kilogramm durch Ihre Größe in Metern zum Quadrat und erhalten als Ergebnis Ihren BMI.

Sie können den BMI in verschiedene Kategorien für beide Geschlechter aufteilen. Es gibt alles, von extremem Untergewicht über Untergewicht bis hin zu mehreren Klassen von Fettleibigkeit. Im Allgemeinen liegt der Normalbereich jedoch zwischen 18,5 und 24,9. Von 25 bis 29,9 gelten Sie als übergewichtig und gefährdet, fettleibig zu werden. Von 30 bis 34,9 gelten Sie als mäßig fettleibig. Ein BMI ab 35 bedeutet, dass Sie stark fettleibig sind.

Sport aufzeichnen

Ich empfehle Ihnen auch, einen Planer oder eine Tabelle mit Ihren Trainingsroutinen zu führen. Je nach Art der Übung können Sie die Dauer und die verbrannten Kalorien aufzeichnen. Mit der Zeit können Sie beim Laufen die gleiche Strecke in kürzerer Zeit zurücklegen, indem Sie Ihr Tempo beschleunigen oder zum Joggen übergehen. Das Wichtigste ist, dass Sie das Datum notieren. Am Ende des Monats oder Jahres können Sie direkt sehen, wie viele Tage Sie trainiert haben und an welchen Tagen Sie hätten trainieren sollen, es aber verpasst haben. Wenn Sie eine

Tabellenkalkulation verwenden, können Sie Spalten farblich kennzeichnen, um hervorzuheben, dass Sie etwas geschafft oder einen Tag verpasst haben. Je mehr Grüntöne Sie sehen, desto motivierter werden Sie sein, zu trainieren. Wenn viel rot markiert ist, was bedeutet, dass Sie das Training verpasst haben, sind Sie vielleicht motiviert, das nächste nicht auch zu verpassen.

Es ist wichtig, Ihre guten Bemühungen zu belohnen. Ab und zu können Sie ein diabetikerfreundliches Dessert zu sich nehmen. Achten Sie jedoch darauf, dass der Zuckergehalt niedrig ist und darin keine raffinierten Kohlenhydrate enthalten sind. Außer durch Lebensmittel können Sie sich auch auf andere Weise belohnen. Ziehen Sie ein Schaumbad, ein Bad mit Bittersalzen oder eine Massage in Betracht. Wenn Sie Computerspiele mögen, gönnen Sie sich ein paar zusätzliche Spielsitzungen.

Die Heilung von Diabetes – ein vielseitiger Ansatz

Wenn Onkologen Krebs behandeln, verwenden sie nicht nur ein einziges Medikament. Sie verwenden eine „Kombinationstherapie", die eine Operation, Chemotherapie und Strahlentherapie beinhalten kann. Selbst bei der Chemotherapie verschreiben Ärzte mehrere zytotoxische Wirkstoffe und nicht nur einen. Bei Diabetes ist das nicht anders. Es sei Ihnen versichert, dass Ihr Kampf mit Diabetes an mehreren Fronten geführt wird. Die Ernährung ist die wichtigste, aber die Ernährung allein wird Sie nicht retten. Medikamente sind ebenfalls wichtig, doch sie kontrollieren nur die Symptome, anstatt sie zu behandeln. Ein gesunder Lebensstil ist der Kern des Diabetes-Managements, zu dem eine gesunde Ernährung und ausreichende Bewegung gehören. Das, was einer Heilung des Diabetes am nächsten kommt, ist die Kontrolle der Krankheit – auf solche Weise, dass sich Ihr Blutzucker dauerhaft in einem guten Bereich befindet und weder zu hoch noch zu niedrig ist. Das Erreichen dieser Werte bedeutet jedoch nicht, dass der Diabetes für immer verschwunden ist. Wenn Sie plötzlich wieder zu zuckerhaltigen, raffinierten Lebensmitteln greifen, können Ihre diabetischen Probleme sehr wohl zurückkehren. Eine kohlenhydratarme Diät ist ebenso wie das Fasten eine geeignete Behandlung, um die Insulinsensitivität zu erhöhen, aber sie kann wieder verloren gehen, wenn Sie sich nicht an die Diät halten. Mit der Zeit können Sie Ihre Kohlenhydratzufuhr erhöhen, wenn diese Kohlenhydrate aus nahrhaften Quellen wie Vollkornmehl stammen.

Denken Sie daran, dass Diabetes kein Todesurteil ist. Es ist auch keine Empfehlung zur Änderung Ihres Lebensstils. Sie müssen Ihren Lebensstil ändern. Nur wenn Sie es zulassen, dass Diabetes Sie umbringt, wird es Sie umbringen. Und es wird schmerzhaft und traurig für Sie und Ihre Familie sein. Von allen Wegen, die Sie gehen können, ist Nierenversagen einer der unmenschlichsten. Sie können Ihr ganzes Leben mit Typ-2-Diabetes leben und trotzdem eine normale

Lebenserwartung haben, solange Sie Ihren Lebensstil entsprechend anpassen. Es erscheint ein wenig geschmacklos, aber Sie können sich den Diabetes als einen lebenslangen Freund vorstellen, der immer da ist und aufpasst, was Sie essen. Das Gute daran ist, dass der in diesem Buch beschriebene diabetische Lebensstil immer ein gesunder ist.

Ihr Kampf zur Überwindung des Diabetes ist nicht allein Ihr Kampf. Ihr Arzt wird bei jedem Schritt dabei sein, ebenso wie Ihre Familie und jeder, der Sie unterstützt. Ich sage Ihnen jetzt, wenn Sie keine Diabetiker-Freunde haben, gehen Sie los und finden Sie welche. Treten Sie Online-Gruppen und -Foren bei, gehen Sie zu Treffen, tun Sie, was nötig ist, um diese Menschen zu finden. Jemanden in Ihrem Leben zu haben, mit dem Sie Ihren Zustand, Ihre Sorgen und Ihre Triumphe teilen können, wird Ihnen die Kraft und den Mut geben, die Sie an schlechten Tagen brauchen. Und diese schlechten Tage werden kommen. Sie müssen nur darauf vorbereitet sein, ihnen zu begegnen. Es ist nicht einfach, seinen Lebensstil grundlegend zu ändern.

Sie müssen Ihre Familie und die Menschen, die Sie unterstützen, mit in den Kampf einbeziehen. Informieren Sie sie über Ihre Ziele und über Ihre Ernährungsanforderungen. Sie müssen sich an Ihren Lebensstil anpassen, egal was passiert. Sie müssen wissen, was Sie essen können und was nicht. So, wie sie vielleicht die Ernährungsentscheidungen von Veganern in ihrem Umfeld respektieren, so müssen sie auch Ihre Ernährungsentscheidungen respektieren. Wenn sie das nicht können oder sich weigern, Ihre Arbeit anzuerkennen, empfehle ich Ihnen, sich von diesen Menschen zu distanzieren oder sich ganz von ihnen zu trennen. Sie werden bei Ihrem Kampf jede Hilfe brauchen.

Und es ist machbar. Weder online noch offline gibt es einen Mangel an Erfolgsgeschichten in der Anwendung der Low-Carb-Methode. Menschen haben erstaunliche Mengen an Gewicht verloren, indem sie den Wechsel vollzogen haben. Ihnen steht außerdem die Geheimwaffe des Fastens zur Verfügung. Bei krankhaft fettleibigen Menschen mit Diabetes wird immer häufiger eine bariatrische Operation als erste Maßnahme verordnet. Durch diese Operation wird Ihr Magen effektiv auf die Größe einer Walnuss verkleinert, sodass keine Kalorien mehr aufgenommen werden können. Diese wundersame Operation bewirkt, dass Ihr Blutzuckerspiegel innerhalb weniger Wochen auf ein nicht-diabetisches Niveau absinkt. Aber Sie müssen nicht bis zu diesem Äußersten gehen, um die gleichen Ergebnisse zu erzielen. Die bariatrische Chirurgie ist im Grunde ein erzwungenes Fasten, bis der Magen nachwächst. Die kohlenhydratarme Diät und die richtige Fastenroutine können die gleichen Effekte erzielen wie die Operation, und das zu einem Bruchteil der Kosten und Risiken.

Fazit

Ich hoffe sehr, dass Sie aus den hier dargestellten Informationen einige nützliche Erkenntnisse gewonnen haben. Wenn Sie an Diabetes leiden, bleiben Sie dran. Ich verspreche Ihnen, dass Sie lernen können, mit der Krankheit umzugehen. Es erfordert etwas Arbeit, wie ich schon unzählige Male in diesem Buch gesagt habe, aber es ist durchaus möglich. Schwierige, aber erreichbare Ziele sind die besten, die ein Mensch haben kann.

Nun ermutige ich Sie, online nach kostenlosen Ernährungsplänen zu suchen. Diese sind ziemlich einfach zu finden, Sie müssen nur nach „Low-Carb-Ernährungsplan" oder „Keto-Ernährungsplan" suchen. Es gibt eine unendliche Menge an Online-Communities, die Ihnen gerne auf Ihrem Weg helfen. Schauen Sie auf Foren zu Keto und Low Carb vorbei und ich verspreche Ihnen, dass Sie dort einige andere Diabetiker treffen werden. Diese Foren sind zwar nicht spezifisch für Diabetiker, aber Sie werden dort dennoch mit einer Menge Informationen versorgt. Wenn Sie eine Frage haben, können Sie gerne einen eigenen Beitrag verfassen.

Aber bevor Sie dies ernsthaft in Erwägung ziehen, sprechen Sie zuerst mit Ihrem Arzt. Er wird Sie anleiten und mit Ihnen Ideen für Ihre Behandlung abwägen. Wenn Sie wirklich Low Carb ausprobieren wollen, dann muss Ihr Arzt damit einverstanden sein.

Die kohlenhydratarme Ernährung ist das Herzstück einer Bewegung, die darauf aus ist, sich so natürlich wie möglich zu ernähren und verarbeitete Lebensmittel zu vermeiden. Wir sollten so natürlich wie möglich essen. Ich hoffe, dass auch Sie dieser Meinung sind.

Thomas Schönfeld

Quellen und weiterführende Literatur

Cyrus, K. & Robby, B. (2021). *Nie wieder Diabetes: Revolutionäre Methode gegen Insulinresistenz - für Typ 1, Typ 2, Prädiabetes und Schwangerschaftsdiabetes* (1. Aufl.). Unimedica ein Imprint der Narayana Verlag.

Fung, J. (2018). *Diabetes rückgängig machen: Das Ernährungsprogramm, um Diabetes Typ 2 natürlich zu heilen*. Riva.

Matejka, R. (2021). *Fasten heilt!: Welche Methoden es gibt; Bei welchen Erkrankungen Fasten wirklich hilft; Mit den 3 besten Praxisprogrammen* (1. Aufl.). TRIAS.

Mosley, M. & Hutter, S. (2017). *Die 8-Wochen-Blutzucker-Diät: Der Erfolgsplan gegen Typ-2-Diabetes und Übergewicht*(Deutsche Erstausgabe Aufl.). Goldmann Verlag.

Müller, S. (2021). *Diabetes-Ampel: Auf einen Blick: Kohlenhydrate, Kalorien, BE/KHE und Fette von über 2600 Lebensmitteln (Ampeln)* (9. Aufl.). TRIAS.

Riedl, M. (2022). *Heilen Sie Ihren Diabetes: Blutzucker im Griff mit der 20:80-Methode, Hilfe auch für Typ 1-Diabetiker (GU Diät&Gesundheit).* GRÄFE UND UNZER Verlag GmbH.

Kochbücher mit fantastischen Rezepten:

Lange, E. (2015). *Paleo-Diät für Einsteiger: Die neue Steinzeitküche - pur genießen, gesund abnehmen* (1. Aufl.). GRÄFE UND UNZER Verlag GmbH.

Neisser, E. (2018). *365 Low-Carb-Rezepte: Low Carb Rezepte für ein ganzes Jahr.* Naumann & Göbel.

Riedl, M. (2015). *Diabetes-Kochbuch: Genussvoll den Blutzucker im Griff (GU Gesund Essen)* (9. Aufl.). GRÄFE UND UNZER Verlag GmbH.

von Wolff, M. K. (2020). *Köstlich essen Diabetes: 115 Rezepte: Endlich gute Blutzuckerwerte* (3. Aufl.). TRIAS.